老年照护
图解丛书

——老年难言之隐那些事

主　审　崔竹梅

主　编　刘娅婻

副主编　吕世慧　马　蕾

U0199472

编　者（以姓氏笔画为序）

于莉莉（青岛大学附属医院）　　　杨青玉（青岛大学附属医院）

于彩云（青岛大学附属医院）　　　吴兴美（青岛大学附属医院）

马　蕾（青岛大学附属医院）　　　何　坤（青岛大学附属医院）

王龙龙（青岛大学附属医院）　　　辛　蕾（青岛大学附属医院）

牛　亮（青岛市妇女儿童医院）　　张生霞（青岛大学附属医院）

田　静（青岛大学附属医院）　　　张振华（青岛大学附属医院）

冯　爽（青岛大学附属医院）　　　张新伟（青岛大学附属医院）

吕世慧（青岛大学附属医院）　　　陈华敏（青岛大学附属医院）

吕雪娜（青岛大学附属医院）　　　金延春（青岛大学附属医院）

任文丽（青岛大学附属医院）　　　周　超（青岛大学附属医院）

刘　欢（青岛大学附属医院）　　　周文婧（青岛大学附属医院）

刘扬扬（青岛大学附属医院）　　　赵　斌（青岛大学附属医院）

刘娅婻（青岛大学附属医院）　　　胡田田（青岛大学附属医院）

刘晓鑫（青岛大学附属医院）　　　胡基贤（青岛大学附属医院）

孙晓琳（青岛大学附属医院）　　　姚　榆（青岛大学附属医院）

孙燕妮（青岛大学附属医院）　　　提　凯（青岛大学附属医院）

纪乔乔（青岛大学附属医院）　　　董雷雷（青岛大学附属医院）

李　辉（青岛大学附属医院）　　　韩　毅（青岛大学附属医院）

杨　孟（青岛大学附属医院）　　　魏　璇（青岛大学附属医院）

人民卫生出版社
·北　京·

图书在版编目（CIP）数据

老年难言之隐那些事 / 刘娅婻主编. —— 北京：人民卫生出版社，2021.5

（老年照护图解丛书）

ISBN 978-7-117-31501-2

Ⅰ．①老… Ⅱ．①刘… Ⅲ．①老年病 – 泌尿系统疾病 – 防治 – 图解 Ⅳ．① R69–64

中国版本图书馆 CIP 数据核字（2021）第 079594 号

| 人卫智网 | www.ipmph.com | 医学教育、学术、考试、健康，购书智慧智能综合服务平台 |
| 人卫官网 | www.pmph.com | 人卫官方资讯发布平台 |

老年照护图解丛书——老年难言之隐那些事

Laonian Zhaohu Tujie Congshu——Laonian Nanyanzhiyin Naxieshi

主　　编：刘娅婻
出版发行：人民卫生出版社（中继线 010-59780011）
地　　址：北京市朝阳区潘家园南里 19 号
邮　　编：100021
E - mail：pmph @ pmph.com
购书热线：010-59787592　010-59787584　010-65264830
印　　刷：北京盛通印刷股份有限公司
经　　销：新华书店
开　　本：710 × 1000　1/16　印张：8
字　　数：111 千字
版　　次：2021 年 5 月第 1 版
印　　次：2021 年 7 月第 1 次印刷
标准书号：ISBN 978-7-117-31501-2
定　　价：39.00 元

打击盗版举报电话：010-59787491　E-mail：WQ @ pmph.com
质量问题联系电话：010-59787234　E-mail：zhiliang @ pmph.com

《老年照护图解丛书》
编写委员会

编委会主任　吴欣娟
编委会副主任　魏丽丽　黄　霞

编　委（以姓氏笔画为序）
朱永洁　刘娅婻　吴欣娟　柳国芳　祝　凯　黄　霞　魏丽丽

编委会秘书组（以姓氏笔画为序）
吕世慧　李　丽　李　霞
总主审　牛海涛
总主编　黄　霞　魏丽丽

分册主编（以姓氏笔画为序）
朱永洁　刘娅婻　柳国芳　祝　凯　黄　霞　魏丽丽

中华护理学会 青岛市护理学会科普委员会 青岛大学附属医院 组织编写

序

随着生活水平的提高,人口老龄化已成为我国需要面临和解决的问题之一。据调查,截至 2020 年年底,中国 60 岁以上的老年人达到 2.64 亿,占总人口的 18.7%,其中超过半数患有慢性病。心脑血管疾病、退行性骨关节病、慢性阻塞性肺疾病、糖尿病等疾病的发病率最高,且大多数老年人同时患其中的 2 ~ 3 种疾病。重大慢性病过早死亡率在 2015 年高达 19.1%,《"健康中国 2030"规划纲要》提出,2030 年我国平均寿命要提高到 79.0 岁,重大慢性病过早死亡率降低至 13.37%。由此可见,加强老年人常见病、慢性病的健康指导和综合干预,强化老年人健康管理,推动老年人心理健康与关怀服务开展,推动居家老年人长期照护服务发展,是达到纲要要求和健康目标的重要手段。

随着身体功能的衰退,老年人对自身的健康状态越来越关注,迫切希望获取自我保健和居家照护等方面知识。互联网时代医学科普宣传中存在大量"害人不商量"的伪科学和"无用也无害"的非科学。由于老年人基础医学知识匮乏,辨别"伪科普"的能力欠缺,所以亟需医学专业人士本着负责、严谨及循证的原则来进行医学科普书籍的策划和编写。

《老年照护图解丛书》(以下简称"丛书")在这样的社会背景和需求之下出版发行,著书目的与《"健康中国 2030"规划纲要》的要求以及老年人的自我照护知识需求不谋而合。丛书共 6 册,包括《老年照护图解丛书——老年养心趣谈》《老年照护图解丛书——健脑不见老》《老年照护图解丛书——老年糖友俱乐部》《老年照护图解丛书——老年护肺宝典》《老年照护图解丛书——老年"骨"事汇》《老年照护图解丛书——老年难言之隐那些事》。丛书由专业医务工作者编写，以心血管系统、神经内分泌系统、呼吸系统、运动系统、泌尿生殖系统的常见疾病为主要内容，用深入浅出的语言，结合漫画及图解的形式详细介绍老年人在居家生活、防病治病、自我照护以及他人照护等方面应该注意和掌握的方式、方法。丛书知识全面，图文并茂，指导具体，内容贴合我国的社会发展现状，表现形式符合老年人的阅读习惯，让老年朋友能从中获取健康的生活理念、积极的生活态度和科学的照护知识。《老年照护图解丛书》是一套真正切合老年人照护需求的科普知识宣传教育书籍，在提高老年人健康素养，推进老年人居家照护等方面必将发挥重要的影响和作用。

感谢丛书作者们积极响应国家政策要求，不忘医者初心、牢记健康使命，在进行繁重的医学研究、临床实践以及护佑生命工作的同时把医学知识科普化、通俗化，惠及公众。感谢他们为实现全民健康，提升全民健康素养做出的贡献。

是为序。

中华护理学会理事长　吴欣娟
2021 年 1 月

前 言

随着我国老龄化程度不断加深，老年人口数量增多，老年人作为弱势群体，受到社会的广泛关注。原国家卫计委发布的《"十三五"健康老龄化规划重点任务分工》中明确指出，要加强老年人健康教育，开展老年人保健、老年人疾病防治与康复、科学文化、心理健康等内容的教育活动；倡导健康老龄化的理念，针对老年人的特点，开发老年人健康教育教材，到2020年，老年人健康素养达到10%或以上。

由于老年人生理、心理等方面均处于衰退状态，难以启齿的难言之隐是他们的"心头大患"。因此，我们编写了本书，提高老年人对难言之隐的正确认识，关注老年人的难言之隐，促进功能健康，提高老年生活质量，安度夕阳年。

生殖系统是伴随女性朋友一生的"秘密花园"，长路漫漫非一帆风顺，老年女性好发的阴道炎症、生殖系统肿瘤等会给老年女性朋友带来极大困扰。教会老年女性朋友对"秘密花园"进行日常居家照护，学习常见疾病的表现及预防，疾病治疗后的居家康复要点是本书中老年女性篇力图展现的重点内容。

在本书中作者用最直白的话语,把老年男性羞于启齿的身心隐痛讲述清楚,解答老年男性心中的诸多疑问。老年男性篇第一部分是认识前列腺,让老年男性对自己的身体有更直观的了解;第二部分是老年男性前列腺常见疾病的照护要点;第三部分是老年男性良性前列腺增生的日常生活照护。我们都会通过通俗易懂的语言、图文并茂的形式,为您一一呈现。

　　本书在保证知识科学性的同时,使用对话体、自述体等写作手法,力求做到言简意赅、通俗易懂,并运用原创手绘配图形式,使老年患者能在轻松愉悦的氛围中学到知识。在编写内容上难免会出现疏漏与欠缺,希望广大读者批评指正,我们会不断完善提高。

　　愿难言之隐不难言,读者朋友皆康健。

刘娅婻

2021 年 1 月

|目 录|

老年女性篇

三、疾病：老年女性常见妇科疾病及照护要点 ………… 031

老年男性篇

三、呵护:老年男性良性前列腺增生的日常生活照护… 104

老年女性篇

　　有两种东西丧失之后才会发现它们的价值——青春和健康。青春如流水般终将会逝去，我们无法掌控，却或多或少可以为健康做些什么，学习健康相关知识，做健康事，为身体健康储备"养老金"。"我能想到最浪漫的事，就是和您一起慢慢变老……"和老伴儿一起健康相伴，携手并肩共赏夕阳，而非缠绵病榻，夫复何求。

　　高尔基说过，世界上一切的光荣和骄傲都来自母亲，我们用这世间最美的语言也未能述其一二。请跟随我们的脚步，带上您求知的心境，踏寻世间最美的音符，在爱的港湾里，溯源生命最初的悸动。

一、概述：美丽之源

智者投资健康，愚者透支健康。疾病预防胜于治疗，每个年龄段的女性都应该了解与之相关的妇科常识，学会防患于未然，远离妇科疾病带来的侵害。首先让我们来认识一下"美丽之源"大家庭！

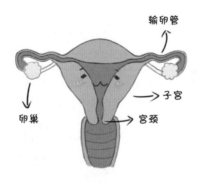

"美丽之源"全家福照片

（一）生命之床——子宫

大家好，我是女性生殖大家庭的核心人物——子宫，住在盆腔的中间位置。

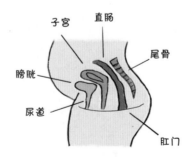

子宫位置图

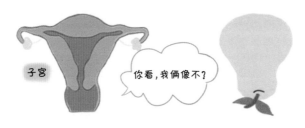

子宫外观

我是女性生殖大家庭里长得最萌萌哒、胖嘟嘟的,外观像个倒置的梨。

成年的我重约 50 克,容量约 50 毫升。

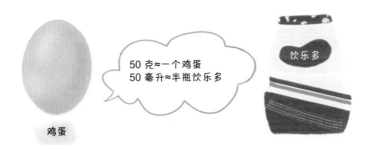

子宫重量、体积图

我可以安安稳稳地生活在生殖大家庭里面,与我的 4 对韧带和盆底肌肉筋膜姐妹团对我的支持密不可分。如果她们发生结构破坏或功能障碍,我的中心地位就会受到动摇。

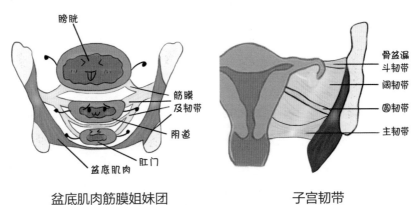

盆底肌肉筋膜姐妹团　　　　子宫韧带

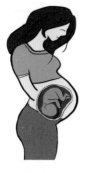

孕育生命

我的主要工作就是孕育新生命,特别是在生育黄金期,我简直是光芒万丈。

随着年龄增长,没有生育要求后,我的地位似乎急转直下。肥沃的土地不"种粮",就会长"杂草",比如高发的子宫肌瘤、子宫腺肌病等疾病;宫颈如果长期和"大魔头"HPV(人乳头瘤病毒)混在一起,容易诱发宫颈病变。

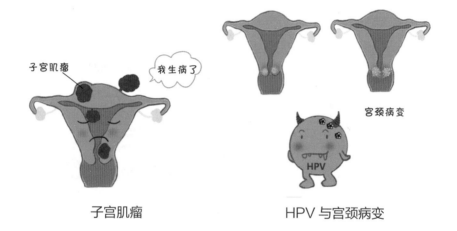

子宫肌瘤

HPV 与宫颈病变

"年迈"的子宫较"年轻"的子宫有何变化

绝经后,由于失去雌激素的支持,子宫开始萎缩,主要是肌肉组织的萎缩,子宫壁会变薄、质地变硬。由于子宫萎缩,支撑子宫的韧带变松弛,容易发生子宫脱垂。

(二)生命之道——输卵管

刚听了子宫的自述,内心不禁感慨万千,作为孕育生命过程中的高速公路、中转站,我们输卵管也有话要说!

首先,我们是姐俩,居住于子宫底两侧。我们天生丽质、身材纤细、柔韧性极好,具有一双温暖的"水袖手",是传宗接代的功臣!

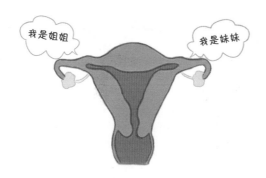

输卵管姐妹花

在您怀孕的过程中,我们主要起传输作用。当卵宝宝被排出后,我们的"水袖手"会温柔地将卵宝宝吸进输卵管内,精子宝宝和卵宝宝在这里相遇,结合成受精卵,这时我们再充分发挥一下柔韧性,把受精卵送达子宫腔内,我们的使命便完成了。

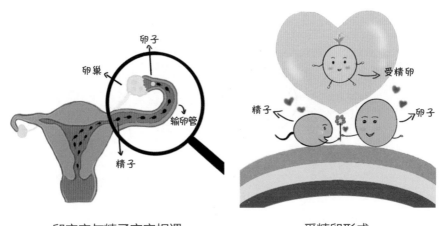

卵宝宝与精子宝宝相遇　　　　　　受精卵形成

如果您稍有不慎让"炎小妹"找到了我,那您的好"孕"之路必然不会这么顺畅了。

一旦我罢工把受精卵留在了我家,那么您就有宫外孕的风险。所以请好好疼爱我吧!

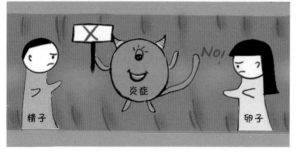

受阻的好"孕"之路

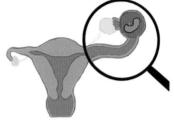

宫外孕

(三)生命之源——卵巢

大家好,我们是双胞胎姐妹花"佐佐""佑佑",大名叫卵巢。

别看我们身材娇小如杨梅一般,但是本领可不小。

小时候的我们就掌握了一项大技能,那就是形成约 200 万个始基卵泡。

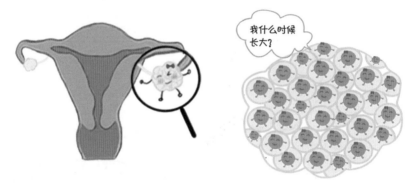

卵巢姐妹花　　　　　　　始基卵泡

随着时光推移,我们又掌握了第二项技能,召唤出"雌激素姑姑"和"孕激素姑姑",她俩可以使您变得更加美丽动人,充满女人味儿。

当您步入黄金生育期,每个月我们都会保质保量地提供一枚优质卵宝宝,把它送到输卵管去,等待与精子宝宝相遇并结合,开启下一段生命旅程。

我们姐妹俩有时也会不谋而合，同时排出卵宝宝，这样您就有怀双胞胎的机会啦。

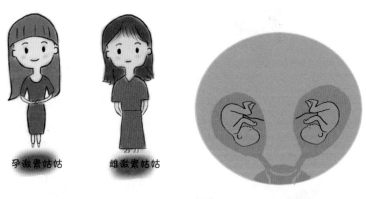

孕激素姑姑　　　雌激素姑姑

孕激素姑姑与雌激素姑姑　　　　　　　双胞胎

岁月如梭，转眼来到了更年期，我们两姐妹掌握的技能和能量逐渐衰退，不能够再派送卵宝宝了，而且"雌激素姑姑"和"孕激素姑姑"也外出旅游了。

这时您会出现失眠、潮热、出汗、情绪不稳定等表现，等到您的"大姨妈"彻底退休，我们的任务也就完成了！

虽然我们已功成身退，但是您也不要大意，为了防止我们老糊涂干坏事，一定要定期体检。

卵巢姐妹花的一生

青春期前卵巢表面光滑；青春期开始排卵后，表面逐渐凹凸不平；绝经后卵巢逐渐萎缩变小变硬，盆腔检查时不易触到。

（四）生命之美——雌性激素

终于轮到我们出场了，我们隶属于雌性激素家族，是让您成为魅力女性的最大功臣！

妹妹"孕激素姑姑"比较懒，凡事都要依仗我才行，而我则是家族中的领军人物"雌激素姑姑"。

我久居卵巢那两姐妹家中,有些人可能对我还不太了解,先说说我的优点:

我可以让您拥有茂密亮泽的秀发、光滑水润的肌肤,让您的"痘痘肌"变得柔嫩水润、满脸的胶原蛋白!

我可以帮助骨骼增加钙的吸收、维持骨密度,让您拥有强壮骨骼!

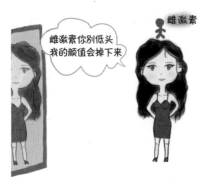

女性与雌激素

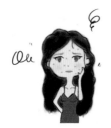

改善痘痘肌

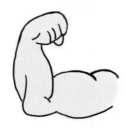

强壮的骨骼

我可以让您怀孕、乳房发育,拥有女性的光芒!

我可以调节脂肪分布及水钠潴留,让您拥有完美身材!

我可以降低血清胆固醇水平,帮您预防心脑血管疾病,健康在您身!

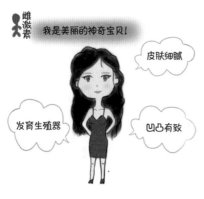

女性魅力

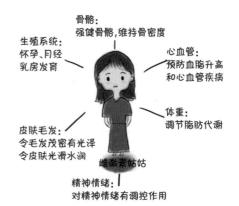

雌激素功能

我可以调节精神情绪,让您每天都有好心情!

可谓好处多多,总之,我既能帮您维持女性特质,又能保护您的健康!

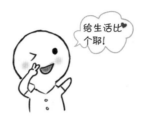

无可奈何花落去,美好的青春终将逝去。女性朋友在步入围绝经期后,卵巢功能逐渐衰退,由于雌激素水平降低可出现一系列症状:

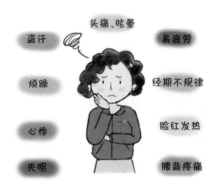

围绝经期症状

(1)易激动、情绪不稳定、抑郁或烦躁、记忆力减退、潮热、失眠等。

(2)钙质流失,导致骨质变脆,容易发生骨折。

步入老年期后,卵巢功能已完全衰竭,雌激素水平低落,不能维持女性特有的魅力,生殖器官进一步萎缩老化。

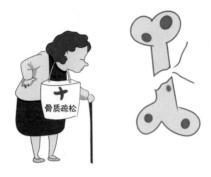

骨质疏松易骨折

通过"美丽之源"大家庭的自我介绍，相信朋友们对妇科生殖系统的基本情况已经有了进一步的了解。生殖系统是伴随女性朋友一生的秘密花园，对它倾心呵护是必不可少的。

步入老年后，身体的各个器官逐步进入老化状态，如果忽略了对它的关注，可能就会带给我们困扰。

健康呵护从日常生活做起，接下来就给大家介绍一些与生活息息相关的健康知识，让女性朋友步入夕阳红的阶段依然能绽放美丽。

二、呵护：老年女性日常居家照护

（一）日常清洁自护要点

公园一角，太极团队的大妈们在津津有味地享受着太极的乐趣，而王大妈却在一旁的运动器材处黯然伤神。

老李："老姐姐，看您紧皱眉头，怎么了？"

王大妈："哎，烦呐！身上凝重的'女人味'让我不得安宁，都不敢和大家一起跳广场舞、打太极了。我要向您取取经，广告都说'洗洗更健康'，到底怎么洗才健康？"

老李："清洗也要把握度，并非越洗越健康，每天清洗一次即可。"

王大妈："市面上的清洗液层出不穷，哪一款是我的'菜'？"

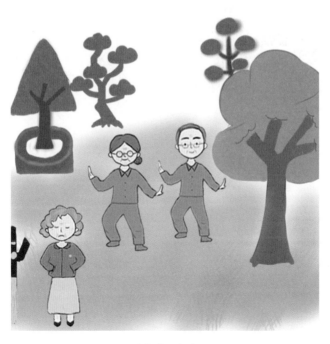

太极运动队

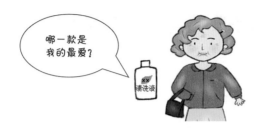

王大妈的困惑

老李:"切忌盲目购买使用清洗液,听我给您细细讲! 正常情况下,女性阴道环境呈酸性,在这种酸性环境下阴道可以防止碱性病原体'挑起战乱'。"

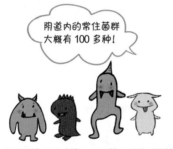

阴道菌群

细菌广泛存在于各个角落,包括女性阴道;
正常阴道菌群中,乳酸杆菌占据优势地位

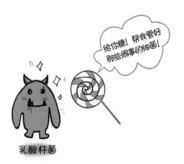

阴道的得力助手

阴道的自我防护宝典:
阴道上皮细胞含有丰富的糖原,在乳酸杆菌作用下分解为乳酸,让阴道内呈酸性(pH 3.8 ~ 4.4),弱碱性环境中繁殖的细菌受不了这种酸酸的环境

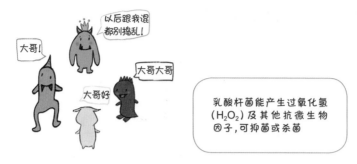

乳酸杆菌的规范化管理

中性或碱性清洗液会破坏阴道的酸性环境,失去自身防御屏障功能的阴道极易受到感染。

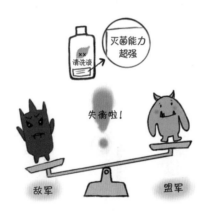

阴道菌群失衡

您以为的"保护"反而不利于身体健康,易引发后患。

日常如何正确进行外阴自护清洁

日常洗护重点
来了！

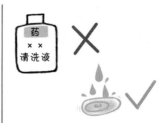

① 日常私处清洗避免使用刺激性洗液，用温开水即可

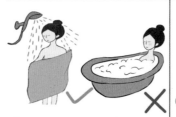

② 条件允许的情况下，每日淋浴式冲洗，如同洗澡站姿

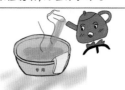

③ 如条件不允许，配一套专用洗护套装，专用盆和专用毛巾
专用盆、毛巾消毒方法：
a. 使用前后开水烫洗 b. 通风晾干

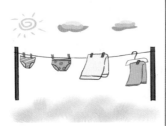

④ 专用盆、毛巾清洗后通风处晾干

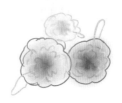

⑤ 不要使用浴花清洗外阴，建议用手沾清水清洗

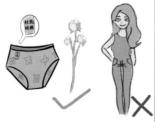

⑥ 日常穿衣要注意，不穿紧身裤优选纯棉内裤

⑦ 日常使用白色无任何染料的厕纸，要注意有效期

日常洗护要点

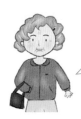

外阴瘙痒有异味、阴道分泌物异常、小便时有火辣辣的感觉怎么办？

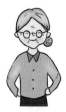

不要盲目处理，一定要去正规医院检查，在妇科医生的指导下选择合适的清洗液清洗或者接受治疗

外阴瘙痒并不一定是阴道炎，需要通过白带常规检查来确诊。如果不是阴道炎，注意个人卫生就好，滥用药物反而会干扰阴道内环境，"治"出毛病来。

女性朋友们一定要在日常生活中养成良好的生活、卫生习惯；正确对待妇科疾病并及时治疗，不要讳疾忌医。

（二）妇科查体知多少

很多老年女性都认为无"经"一身轻，大姨妈早已离我们远去，终于不用定期做妇科查体了，这是一个很大的理解误区！

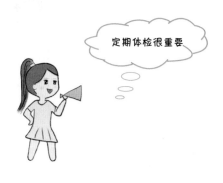

定期体检很重要

老年女性更应该定期进行妇科检查，不能嫌麻烦而不愿意去。俗话说得好：日防、夜防、"家贼"难防，有一些女性生殖系统的疾病，特别是"肿瘤君"，如子宫颈癌、子宫内膜癌、卵巢癌容易在此年龄阶段搞"偷袭"，大家不得不防啊！

1. 妇科查体三部曲

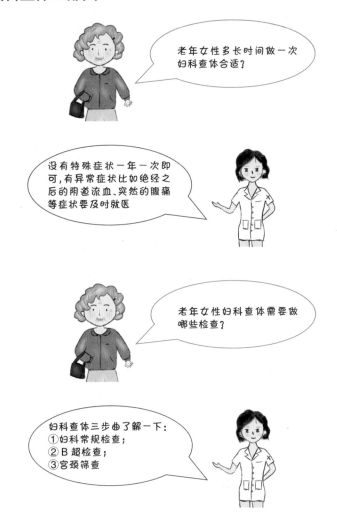

（1）妇科常规检查那些事儿

一问：询问病史、婚育史；

二看:医生判断外阴颜色有无异常、有无异常生长物;

三摸:医生通过双手,对阴道、宫颈、子宫及输卵管、卵巢的情况进行妇科查体。

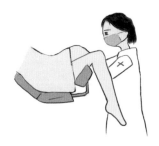

妇科常规检查

(2)B 超检查

B 超
"姐妹花"

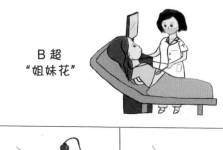

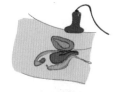

"姐姐"腹部B超:
是将B超探头放在下腹部,检查子宫、附件及盆腔的情况,检查前需要憋尿

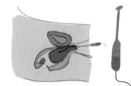

"妹妹"阴道B超:
简称阴超,是将B超探头放进阴道或者直肠,检查子宫、附件及盆腔的情况,与"姐姐"相比,"妹妹"的图像更加清晰逼真、结果更准确,检查前需要排空小便

B 超检查简介

医生会根据您的具体情况为您选择合适的 B 超检查方式。

（3）宫颈筛查

"大魔头"——人乳头瘤病毒,英文名HPV,是宫颈癌发生的罪魁祸首。

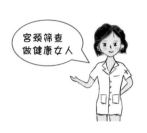

21岁以上有性生活的女性都建议定期做宫颈筛查,对于老年人来说,妇科查体时宫颈筛查也是必不可少的。

2. 妇科检查注意啥

妇科检查前的注意事项

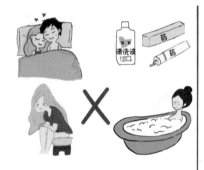

① 检查前24～48小时避免性生活、用药、盆浴、阴道冲洗

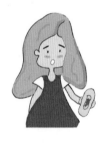

② 避开月经期,最佳检查时机为月经干净后3～7天

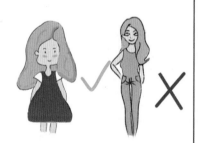

③ 衣物宽松,不穿连体衣

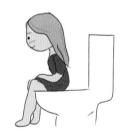

④ 提前排空小便

妇科检查时、检查后的注意事项

检查时

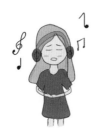

① 不要紧张,全身心放松

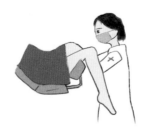

② 在医生的话语指导下配合完成检查

检查后

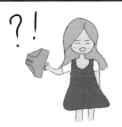

① 老年女性的阴道黏膜比较薄,外加阴道炎的情况下检查过程中可能会出现黏膜出血,多数会自行缓解

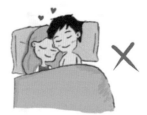

② 检查后阴道流血的情况下,禁止性生活3天

科普小天地

　　宫颈癌发病率在所有恶性肿瘤中排名第七位,在女性恶性肿瘤中排名第二位,仅次于乳腺癌;宫颈癌死亡率在女性生殖道恶性肿瘤中排名第二位,仅次于卵巢癌。

　　在美国、欧洲等发达国家和地区,很早就有非常完善的宫颈筛查制度,因此宫颈癌的发病率和死亡率均明显下降。

　　宫颈筛查是发现早期宫颈癌的一种可靠检查手段。近几年,我国通过宫颈筛查的普及,宫颈癌的发病率和死亡率呈现下降趋势。

（三）更年期的自我应对策略

我们俗称的更年期在医学上称之为"围绝经期"，是指妇女自生殖年龄过渡到无生殖能力的生命阶段。围绝经期最早的变化是卵巢功能的衰退。

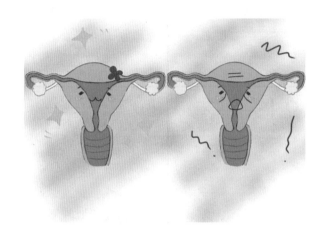

衰老的妇科大家庭

更年期综合征又称为"围绝经期综合征"，通俗地讲就是因为绝经前后性激素的波动或缺乏造成的身体和心理变化，这些变化会实实在在地影响女性的生活质量，给女性朋友平添烦扰。

1. 更年期综合征的表现

（1）月经紊乱——那要从"雌激素姑姑"和"孕激素姑姑"的传奇一生开始说起："雌激素姑姑"和"孕激素姑姑"都是由卵巢加工出产的，她们的周期性变化引起的子宫内膜周期性脱落及出血就形成了月经。

进入更年期后，卵巢功能逐渐衰退，生产功能大不如前，生产计划一团糟，"雌激素姑姑"和"孕激素姑姑"分泌失去规律导致月经紊乱，直至卵巢生产厂彻底倒闭即绝经，可出现如下表现：

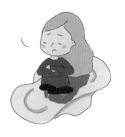
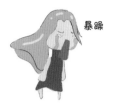

月经紊乱 心情烦躁

	表现 1	表现 2	表现 3
月经到访频次	少	不确定	/
月经到访时间	延长	不确定	/
经量	渐少至停经	忽多忽少至停经	突然停经

注意:连续停经 12 个月方可判断为绝经。

（2）血管舒缩症状:潮热、出汗,突然前胸发热,涌向头颈,波及全身,皮肤发红,爆发性出汗。

（3）情绪心理症状:心烦抑郁、易激动、失眠、多疑。

（4）泌尿生殖道萎缩症状:阴道干燥、外阴瘙痒、性交困难;子宫脱垂;排尿困难,压力性尿失禁,尿路感染。

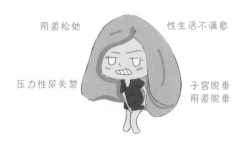

泌尿生殖道萎缩症状

（5）骨质疏松:绝经前,雌激素能促进钙吸收,提高骨密度;绝经后失去雌激素的保护作用,容易骨质流失、骨质疏松,表现为腰背、四肢疼痛、驼背,易发生骨折。

（6）心血管疾病:绝经前,雌激素作用于血管内皮和平滑肌细胞,降低冠心病发病率；但绝经后女性冠心病发生率及心肌梗死病死率随年龄增长而增加。

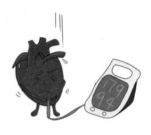

心血管疾病

2. 更年期的健康生活方式

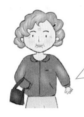

什么,我还要面对这么多问题? 还以为就是单纯的跟"大姨妈"告个别就行了呢,我好难呀

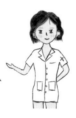

学会关注生活中的小细节,预防为先,减轻围绝经期不适的症状,促进身心健康

（1）笑一笑十年少,少思节虑

根据自己的兴趣爱好参加一些文化活动,保持精神上的恬静愉悦；学会与家人沟通交流,诉说心中的不悦,不要郁结于心。

（2）民以食为天,学会营养搭配

总体饮食特点:低热量、低脂肪、低盐、低糖				
谷类食物	蔬菜	水果	饮水	奶
每天 250 ～ 400 克	每天 300 ～ 500 克	每天 200 ～ 400 克	1200 毫升	300 毫升
粗粮、细粮和全谷食物搭配:每天 50 ～ 100 克,每周食用 5 ～ 7 次				

①摄取足量钙和维生素 D，同时补钙和维生素 D 可降低骨折风险。钙的推荐供给量是每天 1200 毫克，最佳来源是牛奶和乳制品（推荐低脂型）、带骨鱼罐头、深绿色叶子蔬菜（如羽衣甘蓝、花椰菜）等；51～70 岁女性每日应补充维生素 D 600 单位，可以从禽蛋、三文鱼、谷物中获得。

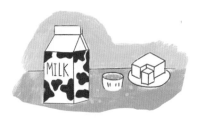

钙剂补充

一般晚饭后是补充钙剂的最佳时间，吸收率高、利用率好。身体利用维生素 D 吸收钙，每天出门晒太阳 20 分钟可以帮助大多数人的身体产生足够的维生素 D，促进钙吸收。

②补充蛋白质有助于增强免疫力，降低感染风险，如：豆类、奶类（牛奶）、蛋类、肉类（禽、畜和鱼肉）是补充蛋白质的优质选择。

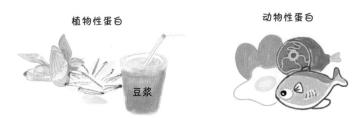

蛋白质补充

③补充维生素有助于延缓皮肤老化，改善皮肤瘙痒症状。

④饮食有节，吃饭重口味的女性应注意减少钠盐摄入：常规钠盐每日摄入量低于 6 克，高血压和冠心病患者每日摄入量低于 5 克；钠

盐不单指食盐中的钠含量,各种调味品如酱油、耗油、咸菜腌制品、火腿肠等里面都含钠盐,摄入总量需权衡。

⑤肥胖喜食甜食的女性应避免过多糖分摄入。

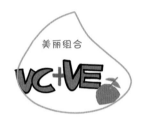

维生素补充

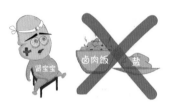

钠盐摄入警示

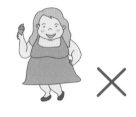

甜食摄入要谨慎

（3）"吞云吐雾"不可取,及早戒烟是正道

烟草燃烧后,烟雾中含的致癌物会引发机体内关键基因突变,使正常生长控制机制失调,最终导致"肿瘤君"来访,还可使绝经提前或引起月经周期改变。

（4）"小酌一杯"要适量

酒可促进血液循环,可能有利于高血压和血脂异常的预防。45～59岁中老年人,酒精摄入量应掌握在每天5～10克为宜。

（5）舞一舞烦恼无,适量运动

适宜的运动有益健康。运动可以让骨骼和肌肉变得强壮,预防骨质流失,太极拳、八段锦、广场舞、慢跑、散步等都是不错的选择,每周至少运动3～4次,每次30分钟。

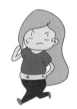

在锻炼过程中需掌握运动强度,量力而行,避免肌肉、关节、骨骼系统损伤。

（6）睡眠时间把握好,保证休息很重要

更年期妇女每天需要7～8小时睡眠时间,午睡为15～20分钟。

适量运动

（7）正确认识保健品的作用

保健品不是药品，不要相信"疗效""速效"的字样；切忌听信街头小报的虚假宣传，不能用保健品替代药品，以免延误病情。

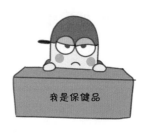

我是保健品

认识保健品

（8）激素补充治疗

豆浆、豆腐、豆皮、腐竹、豆干等大豆制品，不仅含有优质蛋白质，还含有一定的大豆异黄酮。大豆异黄酮有类似于雌激素的作用，对调节体内雌激素水平有一定的好处。

围绝经期女性朋友经激素替代疗法（HRT）可以缓解更年期症状，提高性生活质量，对妇女维持健康和延缓衰老有特殊的重要性。在应用激素替代疗法之前，医生需进行专业评估，不可自己盲目补充，须遵循科学的规则，在医生指导下合理、安全地使用。

3. 了解一下激素替代疗法

激素替代疗法（HRT）是指针对卵巢功能衰退的妇女，在医生的指导下、在需要用（有适应证）并且可以用（无禁忌证）的前提下，根据个人具体情况、科学合理给予低剂量的雌激素和／或孕激素药物治疗，并定期进行用药监测，其利大于弊。

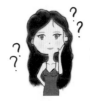

激素替代疗法常用药物有什么

雌激素、孕激素及复方制剂。

4. 如何补充雌激素, 重塑魅力

(1)定期体检了解体内激素水平, 把握"时间窗"

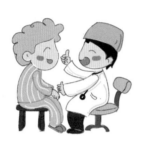

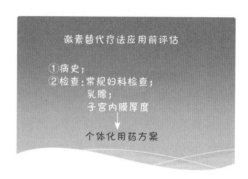

激素替代疗法应用前评估

① 病史;
② 检查: 常规妇科检查;
　　　　乳腺;
　　　　子宫内膜厚度

个体化用药方案

定期体检

在窗口期(围绝经期开始至绝经后 10 年以内, 60 岁之前)开始激素替代疗法, 具有极大的益处, 而风险较低。

(2)定期随诊

我们每个人都是独一无二的个体, 每个人每个阶段对雌激素吸收代谢和用药后的效果都不同, 因此用药后需要定期随诊。首次用药后 1 个月、3 个月和 6 个月, 以后为每半年一次, 并发子宫肌瘤的朋友需每 3 ~ 6 个月复诊一次。医生会根据每次的随访结果确定是否提高检查频率及是否继续激素替代疗法。

(3)激素补充治疗的副作用及危险性

①子宫出血: 必须高度重视, 及时就诊查明原因;

②性激素副作用: 乳房胀、白带多、头痛、水肿、抑郁、易怒等, 有发生高脂血症、动脉粥样硬化、血栓等疾病的危险;

③子宫内膜癌: 依赖于雌激素用药时间长短及用药剂量大小, 联合应用雌、孕激素, 不增加子宫内膜癌发病风险;

④卵巢癌：长期用药发病风险可能增加。

激素替代疗法适应证

①出现绝经相关症状
②泌尿生殖道萎缩问题
③低骨量及绝经后骨质疏松症

激素替代疗法禁忌证

①原因不明的阴道流血或子宫内膜增生
②已知或怀疑有乳腺癌
③已知或怀疑患有与性激素相关的恶性肿瘤
④6个月内患有活动性静脉或动脉血栓栓塞性疾病
⑤严重肝肾功能障碍
⑥与孕激素相关的脑膜瘤

（4）联合用药

对于有子宫者需在补充雌激素的同时添加孕激素，称为雌、孕激素治疗，而无子宫者则可采用单纯雌激素治疗。

钙剂联合雌激素和/或孕激素、维生素 D_3、降钙素等，能更有效预防骨密度降低。

（5）用药不可随心所欲

不可自行停止雌激素补充治疗，必须去正规医院，在医生指导下完成治疗疗程，一般主张缓慢减量或间歇用药，逐步停药，防止症状复发。

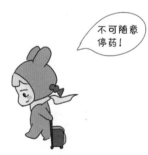

不可随意停药！

重点聚焦：雌激素是女性驻颜的重要保证，补充要合情合理，适可而止。医生会针对个体情况、采用最低有效剂量进行补充治疗，定期用药监测不可或缺。

（6）应用激素替代疗法观察要点

①观察有无异常阴道流血；

②每天进行乳房自检：看乳房大小、形状、皮肤颜色有无异常；摸腋窝淋巴结是否有肿块或压痛；挤乳头，看是否有液体溢出。

③定期复诊：首次用药后 1 个月、3 个月和 6 个月医院复诊，以后为每半年一次，并发子宫肌瘤的朋友需每 3 ~ 6 个月复诊一次，发现异常情况及时就诊。

（四）老年性生活答疑

"羞羞事"不单单是为了传宗接代，不仅仅是年轻人的"专利"，老年人同样也是需要的，适当而满意的性生活可使心情舒畅、情绪稳定，消除老年人的孤独感，增强生活的信心。

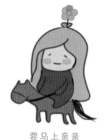

雾马上亲亲

我们偶尔会听到：都是老夫老妻了，哪还有那心思，让人知道了笑话。这样的想法是片面的，适度的"羞羞事"可以让老年女性变得更年轻，精神焕发，吃得香、睡得好，家庭和谐，这都是"羞羞事"释放的"万能药"。

1."羞羞事"之前的准备

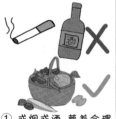

① 戒烟戒酒，营养合理搭配

"羞羞事"之前的准备

② 适当锻炼，保持心情愉悦

保护隐私

③ 环境适宜：温度湿度合适，注意保护隐私

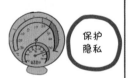

④ 阴道干涩的老年妇女可用雌激素替代法和涂抹润滑油，开始前温水清洗外阴

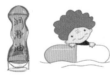

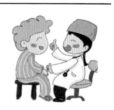

⑤ 积极治疗泌尿道感染及老年性阴道炎

2. 如何保证"羞羞事"的顺利进行

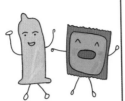

"羞羞事"
进行时的注意事项

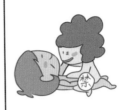

① 合理使用安全套

② 体位放松,动作轻柔

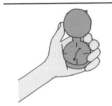

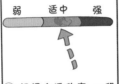

弱　　适中　　强

③ 时间把握好:过短易有心理压力,过长易体力不支

④ 把握合适的度:一般以性生活后没有口干舌燥、头晕眼花、腰膝酸软、食欲不振、乏力不适等症状为标准

⑤ 一旦出现胸痛、胸闷、头痛、头晕、眼花等不适症状应立即停止性生活

3. "羞羞事"事后注意点

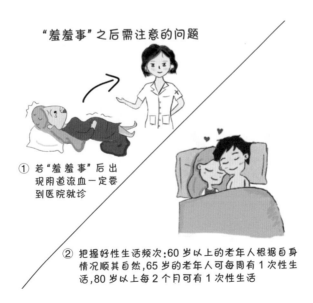

"羞羞事"之后需注意的问题

① 若"羞羞事"后出现阴道流血一定要到医院就诊

② 把握好性生活频次:60岁以上的老年人根据自身情况顺其自然,65岁的老年人可每周有1次性生活,80岁以上每2个月可有1次性生活

在这里祝愿每一位老年女性都有个"性"福的晚年！

> **温馨提示**
> 医生并不会评判患者的私生活。一般做妇科检查时，医生会询问患者的性生活时间，千万不能觉得尴尬而有所隐瞒，一定要如实告知。

本部分主要从日常清洁自护要点、妇科查体相关知识、更年期的自我应对策略、老年性生活答疑四方面着手，对生活中常见误区进行正确引导，您是否学有所获？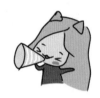

接下来的内容以未病先防、发现病变、防止进展为主要目标，主要讲述老年女性常见疾病症状表现、疾病预防及家庭照护要点，话不多说，直接进入主题吧。

三、疾病：老年女性常见妇科疾病及照护要点

子宫、卵巢、输卵管以及激素分泌在女性的一生中并不会按部就班地去完成她们的使命，随时都可能有小插曲。

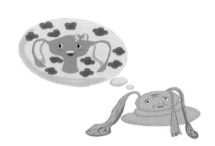

特别是在步入老年以后，各器官的功能都处于衰退状态，由于缺乏妇科疾病知识及对身体的保健，加之各种不良生活习惯等，使生理健康每况愈下，导致一些老年女性疾病缠身，给日常生活带来极大的不便。

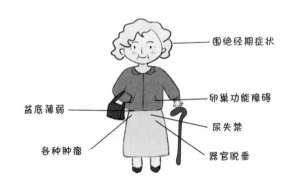

老年女性的困扰

活到老，学到老，通过健康知识科普学习，女性朋友学会关注健康，从生理上保障自己的生活质量，从思想上改变自己的生活态度，从心灵上提升自己的生活品质，在老年岁月中含笑怒放，悄悄诉情。

（一）阴道炎系列

1. 初识阴道微生态

什么是阴道微生物菌群？

正常阴道内有微生物寄居形成阴道正常菌群,比如乳酸杆菌、大肠杆菌、假丝酵母菌等,以细菌为主。

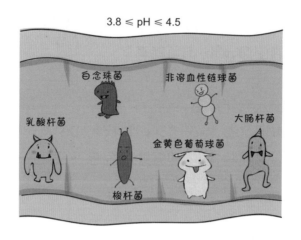

阴道菌群

虽有多种微生物共同存在,但这些微生物与阴道之间相互依赖、制约,达到动态的生态平衡,并不致病。

若阴道生态平衡被打破或外源病原体侵入,则可能导致阴道炎症的发生。

在维持阴道生态平衡中,乳酸杆菌、阴道 pH 及雌激素起重要作用。

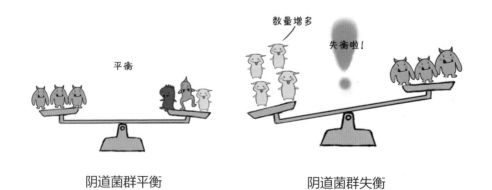

阴道菌群平衡　　　　　　　阴道菌群失衡

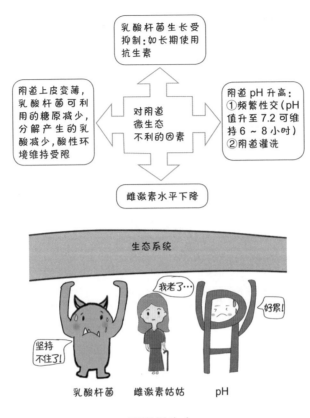

阴道微生态

2. 阴道炎的分类

老年女性由于雌激素水平低，局部抵抗力下降，容易被多种病原体如细菌、病毒、真菌及原虫等侵袭，发生阴道炎。

老年女性最好发的是老年性阴道炎、霉菌性阴道炎及滴虫性阴道炎，下面我们来认识一下这三种炎症吧。

（1）老年性阴道炎

老年性阴道炎又称为萎缩性阴道炎，是由于绝经前后雌激素姑姑水平下降，阴道上皮细胞得不到滋润而发生不可逆转的萎缩所致。

这时，正常的阴道菌群无法继续维持平衡，萎缩且脆弱的阴道失去保护，易受到外界病原体的侵袭和感染。

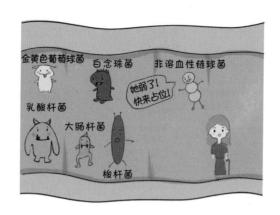

处于弱势的雌激素姑姑

老年性阴道炎的表现

①持续性外阴及阴道瘙痒、烧灼感：女人年龄大了，即使有点儿炎症什么的也不在意，所以等情况不妙再去医院检查的时候往往发现炎症已经很严重了。阴道和外阴都红肿破溃，还说没什么感觉，其实是因为习惯了。

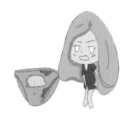

外阴瘙痒，坐立不安

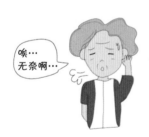

②同房困难：对于老年人来讲，同房不再是年轻时候的热情澎湃，而是跟吃饭喝水一样普通。不过，一旦阴道开始萎缩，湿润和弹性逐渐消失，举目四望，茫然失措。是啊，确实是老了，又破了，出血了……

③白带异常及异味：阴道分泌物稀薄，呈淡黄色、脓性，严重的可见脓血性白带，这些状况大多跟阴道破溃同时出现。值得注意的是，一些妇科肿瘤患者阴道常常会流出类似的分泌物，这个时候不能掉以轻心。若发现伴有出血的情况，就更要小心了。

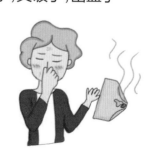

老年性阴道炎来袭怎么办

①增加阴道抵抗力,补充雌激素:在医生的指导下正确补充雌激素,可阴道局部涂抹雌激素制剂,也可口服雌激素制剂全身用药。阴道局部用药方法:用药前洗净双手,平卧时将雌激素制剂均匀涂抹至阴道深处。

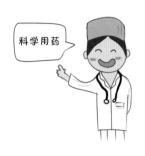

科学用药

科学补充雌激素

注意:乳腺癌或子宫内膜癌患者禁用雌激素制剂。

②抑制细菌生长,抗炎抗感染治疗:最常用的方法就是酸性溶液清洗阴道加阴道内用药(将抗生素放于阴道深部,保持阴道的弱酸性,增强阴道抵抗力,抑制细菌生长)。

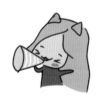

需遵医嘱用药,并且定期复查,如有阴道异常出血、乳腺疼痛、头痛、血压增高等异常症状及时就诊,不要自行停药、换药。用药后需观察白带异常、外阴瘙痒等症状有无好转,阴道分泌物有无减少。

(2) 霉菌性阴道炎

假丝酵母菌是阴道微生物群中的一员,当全身及阴道局部免疫能力下降时,它会过度增殖,导致外阴阴道假丝酵母菌病,又称霉菌性阴道炎。

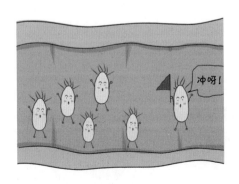

冲呀!

假丝酵母菌占位

霉菌性阴道炎是怎么发生的

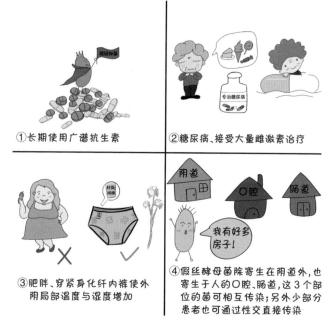

①长期使用广谱抗生素

②糖尿病、接受大量雌激素治疗

③肥胖、穿紧身化纤内裤使外阴局部温度与湿度增加

④假丝酵母菌除寄生在阴道外，也寄生于人的口腔、肠道，这 3 个部位的菌可相互传染；另外少部分患者也可通过性交直接传染

霉菌性阴道炎发病原因

霉菌性阴道炎的表现

①外阴瘙痒：瘙痒程度居各种阴道炎之首，严重者坐立不安，夜间更明显。四处的瘙痒，让女性难以启齿，一拖再拖，再到医院就诊时会发现外阴红斑、水肿，有抓痕，严重的出现皮肤皲裂。

②阴道分泌物增多：阴道分泌物的典型特征为白色稠厚，呈凝乳状或豆腐渣样。

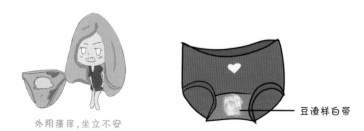

外阴瘙痒，坐立不安

—— 豆渣样白带

③疼痛不适感：部分患者有外阴部烧灼样的痛感、性交时疼痛，排尿时尿液刺激水肿的外阴，导致排尿痛。

如何治疗，赶走"烦人精"

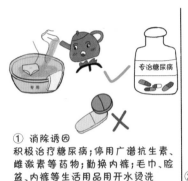
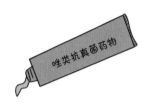

① 消除诱因
积极治疗糖尿病；停用广谱抗生素、雌激素等药物；勤换内裤；毛巾、脸盆、内裤等生活用品用开水烫洗

② 采用唑类抗真菌药物，阴道局部用药

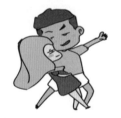
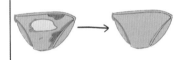

③ 部分男性与女性患者接触后患有龟头炎症，亦需要进行假丝酵母菌检查及治疗，以防女性重复感染

④ 治疗结束后要追踪复查：
※ 复查频次：治疗一周后、下次月经后妇科门诊就诊复查
※ 好转指标：炎症症状消失，复查白带真菌学检查阴性

霉菌性阴道炎的治疗

(3) 滴虫性阴道炎

滴虫阴道炎是由一种叫阴道毛滴虫的小家伙感染引起的阴道炎症。

滴虫能消耗、吞噬糖原，并可吞噬乳酸杆菌，阻碍乳酸形成，使阴道 pH 升高。当它在阴道内大量繁殖、肆无忌惮地扩展势力时，阴道就遭殃啦。

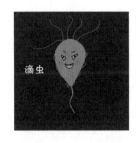

阴道毛滴虫自拍照

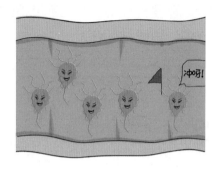

阴道毛滴虫占位

滴虫性阴道炎有何表现

①阴道分泌物增多,呈稀薄脓性、黄绿色、泡沫状、有臭味;

②外阴和阴道瘙痒不止,可能伴有灼热、疼痛、性交痛;

③感染尿道口还可能导致尿频、尿痛。

滴虫"作怪",让女性苦不堪言。

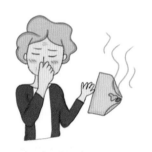
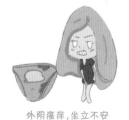
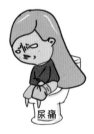

外阴瘙痒,坐立不安

滴虫来自何方

传播方式一:

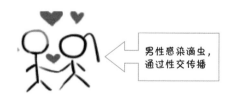

传播方式二：

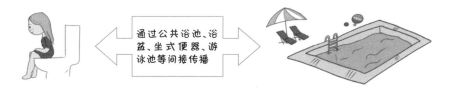

滴虫"来访"怎么办

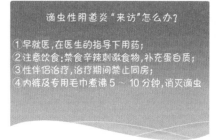

外阴瘙痒、分泌物异常，阴道炎类型傻傻分不清楚怎么办

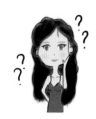

一定要到医院就诊，医生会取阴道分泌物送检，找到"元凶"，才能对症治疗。

3. 居家照护之坐浴

阴道炎、外阴炎等疾病可通过坐浴治疗，坐浴到底是一种什么治疗方式呢？

什么是坐浴？
坐浴是借助温水与药液的作用，促进局部组织的血液循环，增强抵抗力，减轻外阴局部的炎症与疼痛

哪些疾病可以通过坐浴来治疗？
外阴炎、子宫脱垂
阴道非特异性炎症或特异性炎症要在医生的专业指导下进行

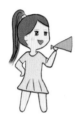

坐浴注意事项

(1) 坐浴溶液应严格按照医生开具的用药医嘱配置。

(2) 水温（41～43摄氏度）适中，不能过高，以免烫伤皮肤。

(3) 注意保暖，以防受凉。

(4) 坐浴盆架高矮合适，选用带扶手的盆架更佳，坐浴结束后起身时动作宜缓慢，防止跌倒。

坐浴指导

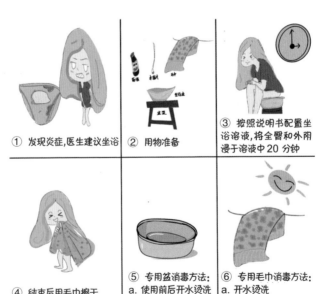

① 发现炎症，医生建议坐浴　② 用物准备　③ 按照说明书配置坐浴溶液，将全臀和外阴浸于溶液中20分钟

④ 结束后用毛巾擦干　⑤ 专用盆消毒方法：a. 使用前后开水烫洗　b. 用后通风晾干　⑥ 专用毛巾消毒方法：a. 开水烫洗　b. 日光下晾晒

温水坐浴步骤图解

4. 居家照护之阴道用药与阴道冲洗

阴道炎的治疗除坐浴方式外,阴道用药与阴道冲洗(用药与清洗液需遵医嘱)也是不可或缺的,下面简单介绍一下阴道用药与阴道冲洗的步骤,让您在家轻松学。

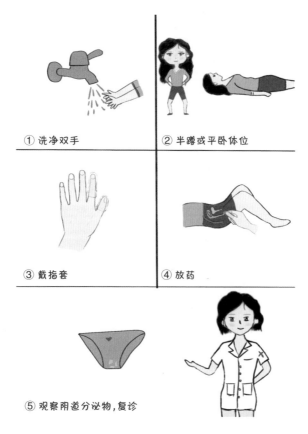

① 洗净双手

② 半蹲或平卧体位

③ 戴指套

④ 放药

⑤ 观察阴道分泌物,复诊

阴道用药步骤图解

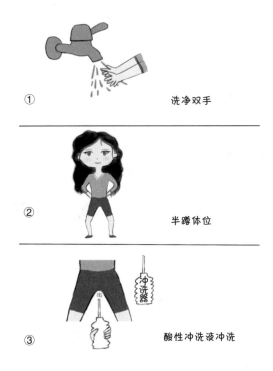

① 洗净双手

② 半蹲体位

③ 酸性冲洗液冲洗

阴道冲洗步骤图解

5. 居家照护之阴道炎的预防

女性朋友们在生活中要特别注意自我护理,讲卫生,减少阴道感染的机会。

提防"磨人精"

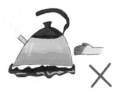 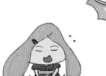

① 不要因外阴瘙痒而用热水烫洗,这样会使外阴皮肤干燥

② 每日换洗内裤,内裤要宽松舒适,选用纯棉布料制作

③ 外阴出现不适时,不要乱用药物,及时到医院就诊

④ 注意卫生,减少患病机会,不随意用药,选用带"消准"字样的卫生纸,关注有效期,清洗盆具、毛巾不要与别人混用

 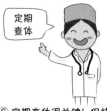

⑤ 性生活前期将阴道口涂少量油脂以润滑阴道,减少摩擦

定期查体

⑥ 定期查体很关键! 保持规律的体检习惯,了解自身情况,及时发现问题并加以处理

提防"磨人精"阴道炎

如何预防滴虫阴道炎?

①每日清洗外阴、勤洗澡、勤换内裤
②注意卫生,浴盆、浴巾要专用
③公共浴池、游泳池、坐式便器少接触
④锻炼身体,营养均衡,增强身体抵抗力

滴虫性阴道炎的预防

（二）缺失营养的外阴

老姐妹们，最近我学习了一个新病叫外阴白斑，别走开，我马上给大家科普一下。

1. 初识"小白"之外阴白斑

（1）"小白"真面目

外阴上皮非瘤样病变是一组女性外阴皮肤和黏膜组织发生色素改变和变性的常见慢性病，这类疾病过去被归类于外阴营养不良，包括外阴鳞状上皮增生、外阴硬化性苔藓和其他皮肤病。

外阴鳞状上皮增生、外阴硬化性苔藓多有外阴皮肤和黏膜的色素减退，临床上称外阴白色病变，也就是我们俗称的外阴白斑。

（2）"小白"临床表现

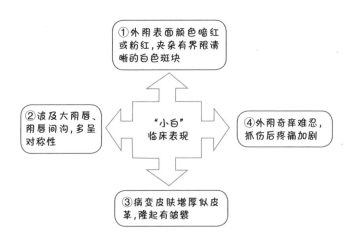

2. "小白"发展路径

"小白"的到来和大家的生活习惯息息相关。

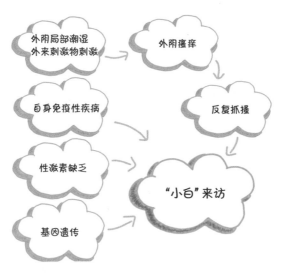

"小白"发展路径图

3. 如何预防"小白"来访

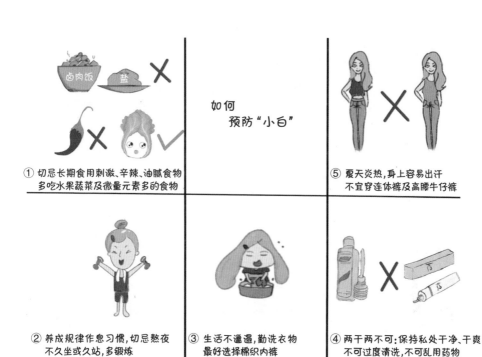

① 切忌长期食用刺激、辛辣、油腻食物
多吃水果蔬菜及微量元素多的食物

⑤ 夏天炎热,身上容易出汗
不宜穿连体裤及高腰牛仔裤

② 养成规律作息习惯,切忌熬夜
不久坐或久站,多锻炼

③ 生活不邋遢,勤洗衣物
最好选择棉织内裤

④ 两干两不可:保持私处干净、干爽
不可过度清洗,不可乱用药物

老姐妹们，虽然我们阻挡不了岁月变迁，无法停止时光流逝，但我们要关心、爱护我们自己，让我们的老年生活夕阳无限好。

（三）您有漏尿的尴尬吗

有一种"湿身"叫性感，还有一种"湿身"却只能叫尴尬！打个喷嚏、咳嗽两声或者稍微做点剧烈运动，下身就一股"湿"意袭来。哦，原来是漏尿了……顿时感到无比尴尬。现在就让我们来看看这个把女性朋友虐到羞愧的"烦人精"到底是何方妖孽。

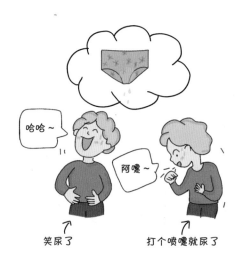

尴尬的漏尿

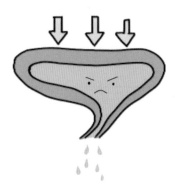

压力性尿失禁：
腹压增加时膀胱内压增加超过最大尿道压，不自主漏尿，逼尿肌无收缩，骨盆底部和括约肌的解剖结构改变

压力性尿失禁

1. 识别压力性尿失禁

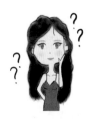

压力性尿失禁指的是腹压突然增加导致不自觉漏尿现象，由于尿路结构不同，所以这个问题主要会出现在女性身上。

发生不自觉漏尿的情况后应及时到医院就诊。医生根据您的症状，结合查体、妇科检查及相关试验如压力试验、指压试验、棉签试验和尿动力学检查等辅助检查,进行尿失禁类型诊断。

为什么会尿失禁呢

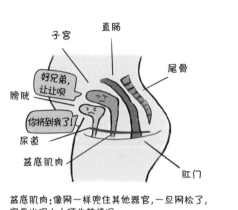

膀胱的邻居们

盆底肌肉:像网一样兜住其他器官,一旦网松了,容易出现大小便失禁情况

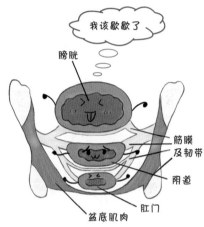

盆底肌肉筋膜姐妹团

下面我们就要来说说盆底系统的英雄事迹了,在主持了一辈子幕后工作后,盆底系统也想放个假歇一歇,因为她已疲惫不堪。

妊娠与阴道分娩损伤、绝经后雌激素减低或先天发育不良导致支持系统薄弱,尿道、阴道手术和盆腔巨大肿物等原因导致盆底组织松弛。

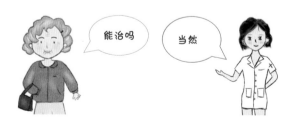

压力性尿失禁不同程度划分

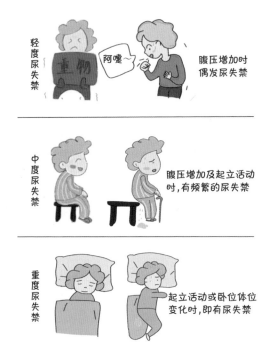

2. 居家照护之盆底功能锻炼

虽说压力性尿失禁很常见,但不同的人失禁诱因和失禁程度都各不相同,寻求专业诊断和辅助检查才是王道。

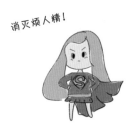

我们可通过非手术治疗和手术治疗两种方式和这个"烦人精"说再见。

（1）非手术治疗之支持治疗

支持治疗注重生活方式的细节管理，能够减缓疾病进程或改善症状。

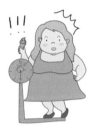

① 首先可以从生活方面进行干预：减轻体重

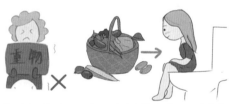

② 减少增加腹压活动，如重体力劳动、长时间站立等增加水分及绿色蔬菜摄入量，保持大便通畅

压力性尿失禁的支持治疗

（2）非手术治疗之盆底肌锻炼

压力性尿失禁治疗的关键在于增加逼尿肌的稳定性以及恢复盆底肌肉的功能。

盆底肌锻炼可以通过有意识地对以肛提肌为主的盆底肌肉进行自主收缩，增强尿控制能力，减少漏尿量以及尿失禁次数，达到预防和治疗女性轻、中度压力性尿失禁的目的。

①收缩肛门，用力使盆底肌肉收缩后放松，收缩 2 ~ 3 秒，放松 5 ~ 10 秒，每次 10 ~ 15 分钟，每日 2 ~ 3 次；

②经过不断训练，可增加收缩时间为 5 ~ 10 秒，如此反复进行

锻炼,持之以恒。

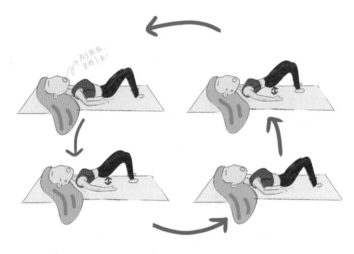

① 阴道肛门紧缩,缩臀 2~3 秒　② 放松 5~10 秒

盆底肌锻炼

盆底肌锻炼的口诀

闲言碎语不要讲,表一表提肛锻炼好处多。
说提肛、别害羞,和我一起动起来;
全身放松是关键,集中精力放一处;
调动肌肉全收缩,呼吸配合打节奏;
一紧一松掌握好,吸气收缩往上提;
呼气放松气下沉,提肛运动做起来;
疏通经络治尿频,不尴不尬质量高;
要想锻炼效果棒,经常锻炼您别忘;
床上提肛练起来,大小便后提几次;
重体力活不要做,增加腹压需谨慎;
提肛锻炼上日程,谨记要领别做错。

盆底肌锻炼注意事项

盆底肌收缩时不要深呼吸,保持正常呼吸即可。

训练过程中,如感觉腰部肌肉酸痛,说明训练的方法或肌肉不对,应找到盆底肌的正确位置。

刚开始训练时,可每天锻炼 1 ～ 2 次,每次训练 2 ～ 3 组,时间太长可能会引起肌肉疲劳。

盆底肌肉锻炼是一种简单、有效的非手术治疗方法,用于轻、中度压力性尿失禁和手术治疗前后的辅助治疗。

3. 压力性尿失禁手术治疗照护要点

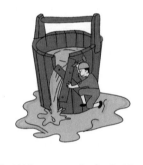

非手术治疗效果差,中、重度压力性尿失禁合并肥胖等这一类患者可以选择"吊带裙",医学称之为经阴道闭孔无张力尿道悬吊术(TVT-O)。

"吊带裙"是将一根吊带固定体内,经过尿道的中段,给一个支撑力,控制小便不要溢出。它是一个微创手术,对年老和体弱患者增加了手术安全性。

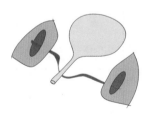

"吊带裙"正面照

TVT-O 手术术前照护要点

① 加强营养：
补充鱼肉蛋奶、果蔬

② 预防感冒：
锻炼身体、天冷加衣
开窗通风、勤洗手

③ 治疗基础疾病：
如糖尿病患者控制血糖
高血压患者控制血压
颅脑疾病患者 3 个月内不宜手术

TVT-O 手术术后康复照护要点

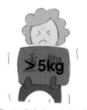

① 术后休息 3 个月，半年内避免重体力劳动

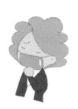

② 咳嗽时及时用药，以免增加腹压

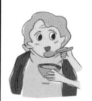

③ 加强营养，清淡易消化饮食，保持大便通畅

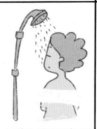

④ 可淋浴，及时更换卫生巾，保持外阴清洁

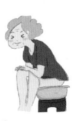

⑤ 禁止性生活及盆浴 3 个月

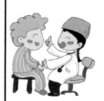

⑥ 术后 1 个月门诊复查

现在,您是否对压力性尿失禁更了解了呢?

尿失禁虽可恶,但不可怕,只要合理诊断及时治疗,和这个"烦人精"说再见就不是梦。莫道桑榆晚,为霞尚满天;烦恼全无,一身轻松。

(四)您的子宫"脱岗"了吗?

1. 离家出走的子宫带来的困扰

(1)子宫的自我简介

大家好,我是子宫,曾经是女性生殖大家庭里面的核心人物,肩负孕育生命的光荣使命。很不幸的是,对这个大家庭万分不舍的我已经被迫"下岗"了,曾经的辉煌已付诸东流,可叹我的命运又有谁能改写呢?

有一种病叫脱垂,加上我的名字就是"子宫脱垂"。可能您听过我的表姐"胃下垂",和"子宫脱垂"差不多,但是"子宫脱垂"境况却不容乐观。

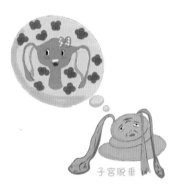

年迈的子宫

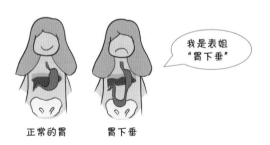

胃下垂

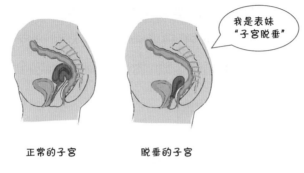

正常的子宫　　　　脱垂的子宫

子宫脱垂

（2）子宫的流浪旅程

开始，我的"颈部"别名"子宫颈"经常去邻居"阴道"家串门。后来我的部分身体也不自主地一同前去。

最终，我已经无法控制自己的身体，越过了邻居"阴道"全部脱出阴道口外。

世界那么大，我想去看看。

（3）事出有因

遥想当年，我生活在一个和谐幸福的大家庭里面，盆底肌肉和筋膜姐妹团对我很照顾，用她们强有力的双手，稳稳地托举着我。

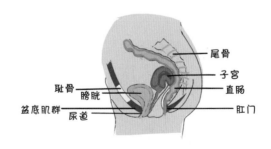

子宫正常位置

可是主人实在是可怜，她年轻时经历了难产的阴道分娩，造成了分娩损伤，又在产后过早过重劳动，影响了盆底组织张力恢复。

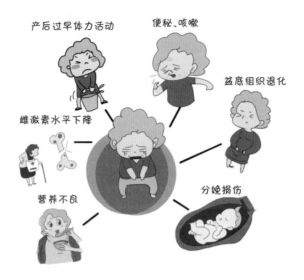

子宫脱垂诱因

随着年龄的增加,绝经后雌激素姑姑水平降低、盆底组织退化、营养不良;再加上长期便秘、咳嗽造成腹部巨大压力,导致盆底肌肉和筋膜姐妹团伤势惨重,再也没有力量将我托举起来,我从此失去了依靠。

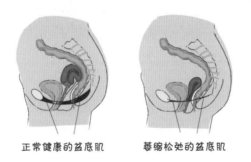

正常健康的盆底肌　　萎缩松弛的盆底肌

萎缩的盆底肌

(4)子宫的心酸史

最开始,因为背井离乡的"宫颈"和家乡难以割舍的千丝万缕的联系,造成局部充血,让主人腰酸背痛,尤其是劳累后。

我很害怕,因为我知道痛苦与危险远不止这些,我的身体长期暴露于体外会因为摩擦出现糜烂和溃疡,"炎小妹"来探亲了。并且可能会连累我的邻居"阴道"使其前后壁脱垂,导致身体出现排尿和排便困难。回想昔日的我是功臣,下岗之后只能沦为"罪人"了吗? 我暗自流泪……

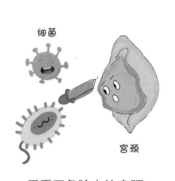

暴露于危险中的宫颈

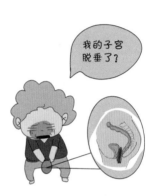

子宫脱垂的辛酸

2. 子宫"复岗记"

主人无法忍受子宫脱垂带来的系列烦扰:腰骶部酸痛、排便排尿困难、便秘、暴露在外的宫颈和阴道黏膜发生溃疡和出血,在医生的专业帮助下我终于踏上了"复岗"之路。

子宫脱垂分度

根据平卧用力向下屏气时子宫下降的程度,可将子宫脱垂分为3度。

子宫Ⅰ度脱垂:宫颈以及宫体脱离正常位置,在阴道中已处于下降状态,但是宫颈和宫体组织都没有脱出处女膜缘外,通常无明显症状。

子宫Ⅱ度脱垂:宫颈脱出阴道口外,宫体未脱出或部分脱出阴道口,通常对日常生活影响不大。

子宫Ⅲ度脱垂：子宫体以及宫颈完全脱出阴道口外。子宫Ⅲ度脱垂的患者通常会合并比较严重的阴道前、后壁脱垂，膀胱膨出，直肠脱垂等症状，甚至会出现排便困难。

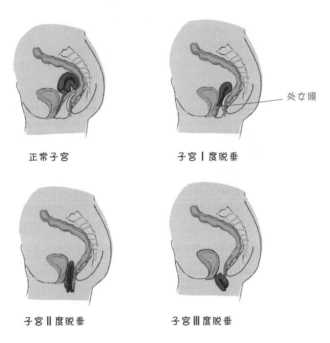

正常子宫　　　　　　　　子宫Ⅰ度脱垂

子宫Ⅱ度脱垂　　　　　　子宫Ⅲ度脱垂

子宫脱垂分度

（1）自我照护之支持治疗

支持疗法适用于所有程度的子宫脱垂患者，通过生活方式管理可以减缓疾病进展，该方法安全、经济、易于接受。

①加强营养：多食高蛋白、高膳食纤维饮食，如瘦肉、牛奶、新鲜蔬菜、水果等。

②避免重体力劳动：如提举5千克以上重物，久站、久蹲等。

③保持大便通畅，避免便秘：每日饮水量充足，增加高纤维食品摄入，如荞麦、燕麦、豆类、芹菜、竹笋、胡萝卜、香菇、甘蓝、橘子、桃子、番茄、木瓜、葡萄柚等。

④积极治疗引起慢性腹压增加的疾病：如反复慢性咳嗽、腹泻等。

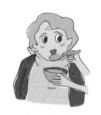
① 加强营养

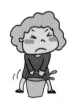
② 避免重体力劳动

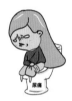
③ 保持大便通畅，避免便秘

④ 治疗引起慢性腹压增加的疾病

支持治疗注意事项

（2）非手术治疗：盆底肌锻炼，重塑力量

盆底肌锻炼是一种加强盆底耻骨尾骨肌肉锻炼以加强盆底肌支撑力的锻炼方法，适用于所有程度子宫脱垂患者的康复训练。

①收缩肛门，用力使盆底肌肉收缩后放松，收缩 2 ~ 3 秒，放松 5 ~ 10 秒，每次 10 ~ 15 分钟，每日 2 ~ 3 次。

②经过不断训练，可增加收缩时间为 5 ~ 10 秒，如此反复进行锻炼，持之以恒。

（3）非手术治疗：应用专业的辅助器具——子宫托

何为子宫托？它是用特殊材质制成的无毒塑料物品，对人体组织无刺激，可以支持子宫和阴道壁使其维持在阴道内不脱出。

子宫托种类繁多，有喇叭形、环形和球形 3 种。选择好种类及大小至关重要。托小易掉，托大太挤。医生会帮助您选择合适型号，不掉不挤、无强烈异物感就是适合您的子宫托。

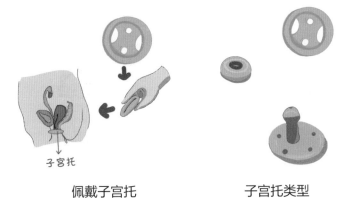

佩戴子宫托　　　　　　　　子宫托类型

子宫托的选择与佩戴

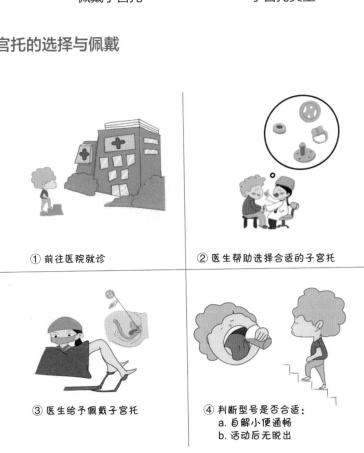

① 前往医院就诊

② 医生帮助选择合适的子宫托

③ 医生给予佩戴子宫托

④ 判断型号是否合适：
　a. 自解小便通畅
　b. 活动后无脱出

首先医生要为您做妇科检查，看您是否符合佩戴标准，有以下这几种情况不能佩戴：重度子宫脱垂伴盆底明显萎缩；宫颈或阴道壁有急性炎症、溃疡；患肿瘤等。

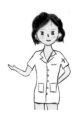

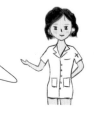

上托口诀：
①洗净双手，平卧于床；②两腿分开，脱出送回；
③屏障分开，托入阴道；④摆放托平，推至最深；
⑤前端向上，托卡内侧；⑥上托完毕，站起蹲下；
⑦增加腹压，以验成功；⑧如若脱出，以示托小；
⑨另觅大托，重新上托；⑩至无脱压，方为合适。

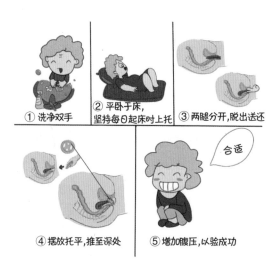

① 洗净双手

② 平卧于床，坚持每日起床时上托

③ 两腿分开，脱出送还

④ 摆放托平，推至深处

⑤ 增加腹压，以验成功

合适

子宫托的佩戴方法

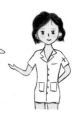

下托口诀：
①蹲位侧坐，食中指入；②食指勾住，平于阴道；
③轻松取出，完美掌握；④定时消毒，莫要懒惰。

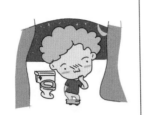
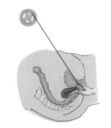

①蹲位坐起,坚持每日睡前下托　②食指勾住,轻松取出

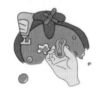

③用前用后,及时洗净

④消毒:
a.1 : 5 000 高锰酸钾溶液浸泡 15 分钟
b. 煮沸消毒 3~5 分钟

取下子宫托的注意事项

佩戴子宫托注意事项

每日起床时上托 , 夜间睡前下托,上托前先排大小便。

久置不取可发生子宫托嵌顿,甚至导致尿瘘或者粪瘘。

使用子宫托治疗期间,每三个月应到医院检查一次,如子宫脱垂分度变轻时,需及时换小号的子宫托。

此产品自开始使用起两年必须更换,以防变质。

3. 子宫脱垂术前居家照护要点

如果非手术疗法无效,对子宫脱垂超出处女膜且有症状者可考虑手术治疗,手术的目的是恢复正常子宫解剖位置或切 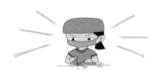 除子宫及阴道壁多余黏膜,缝合修补盆底肌肉,重建会阴体。

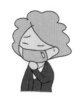

① 加强营养,增强抵抗力,预防感冒

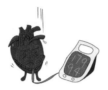

② 治疗基础疾病:有高血压、糖尿病的女性朋友按时服用降压药、降糖药控制血压、血糖

③ 脱出阴道的子宫形成溃疡面的女性朋友,需遵医嘱涂抹药物,治疗溃疡面

子宫脱垂术前居家照护要点

(1)治疗基础疾病:合并糖尿病的朋友术前做好血糖控制,空腹血糖应控制在 7.8 毫摩尔每升以下;合并高血压的患者在接受手术时,避免出现因为血压升高导致心血管病的发生,应按时口服降压药,使血压维持在相对平稳的状态,控制在 160/100 毫米汞柱以下。

(2)子宫脱出阴道口外形成溃疡面的患者,需遵医嘱用药,将药膏均匀地涂抹于溃疡面上,促进溃疡面愈合,预防感染。

科普小天地

①子宫脱垂定义:是指子宫从正常位置沿阴道下降,宫颈外口达坐骨棘水平以下甚至子宫全部脱出阴道口外,常伴有阴道前后壁膨出。

②子宫如何维持正常位置?

子宫借助于 4 对韧带(圆韧带、阔韧带、主韧带、宫骶韧带)及骨盆底肌肉和筋膜的支托来维持正常位置。

（五）教您辨别真假"大姨妈"

女性生殖道任何部位，包括阴道、宫颈、宫体及输卵管均可发生出血，不论其源自何处，除正常月经（真"大姨妈"）外，均称为"阴道流血"（假"大姨妈"）。

围绝经期假"大姨妈"可能有以下几种表现形式：

①周期不规则的阴道流血；

②无任何周期可辨的长期持续阴道流血；

③阴道流血伴白带增多；

④接触性出血：于性生活或妇科检查后出血；

⑤绝经后阴道流血；

⑥外伤后阴道流血伴外阴部疼痛。

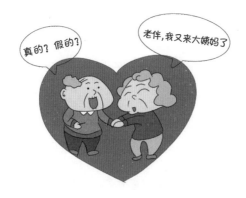

"假姨妈"的出现是给您拉了个警报，应该去医检查，一般会因为这几个情况：

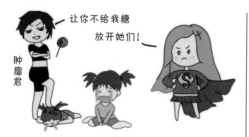

① "肿瘤君"欺负了您的子宫内膜和宫颈，需要马上找医生干掉他

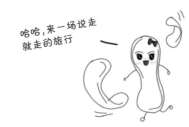

② "真姨妈"离开后引起的内分泌功能失调

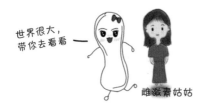

③ "真姨妈"带走了"雌激素姑姑"

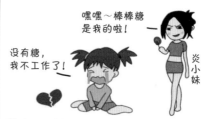

④ 这时候"炎小妹"趁虚而入，引发子宫内膜和阴道黏膜萎缩、浅表血管受损，最终形成溃疡而流血

可能导致"假姨妈"来访的原因

"假姨妈"出现不可置之不理，放任不管容易酿成大祸，尽早就医查明病因、寻求治疗才是王道！

科普小天地

围绝经期"大姨妈"拜访周期起伏不定，经量时多时少让人捉摸不透，当连续停经 12 个月方可确定是真的绝经。

（六）妇科肿瘤篇

女性生殖器肿瘤有良性、恶性之分，可发生于"妇科大家庭"的各个成员身上，以子宫和卵巢最为常见，严重威胁着女性的健康。

良性肿瘤最常见的是子宫肌瘤和卵巢囊肿；恶性肿瘤最常见的是

宫颈癌、子宫内膜癌和卵巢癌。

肿瘤的发生发展防不胜防,预防疾病发生发展的高危因素、定期体检、早发现早诊断早治疗是对抗肿瘤君的三大法宝。

1. 子宫内膜癌的表现与治疗

"大姨妈"可谓女性朋友身心的晴雨表。"来了烦,不来也烦"真真切切地道出了女人的心声,都来听听她们是怎么说的吧。

岚岚:25岁,一心想要永葆青春的漂亮女孩,长期服用含有激素的保养品。"大姨妈"经常两三个月才来一次。

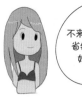

王阿姨:54岁,肥胖,有高血压,糖尿病。平素月经规律,可近2年来"大姨妈"哩哩啦啦就是不肯走。

刘奶奶:65岁,绝经11年,"大姨妈"又来了。

春花秋月何时了,您对"大姨妈"知多少?"大姨妈"反映了子宫内膜的情况,女性朋友们千万不要让披着"月经失调"外衣的子宫内膜癌所迷惑。

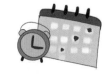

①阴道流血:
a. 绝经后阴道流血 b. 未绝经者表现为经量增多、经期延长、月经紊乱

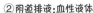

②阴道排液:血性液体　　③下腹痛

子宫内膜癌常见症状

子宫内膜癌是发生于子宫内膜的一组上皮性恶性肿瘤,是女性生殖系统肿瘤君家族的三大杀手之一。

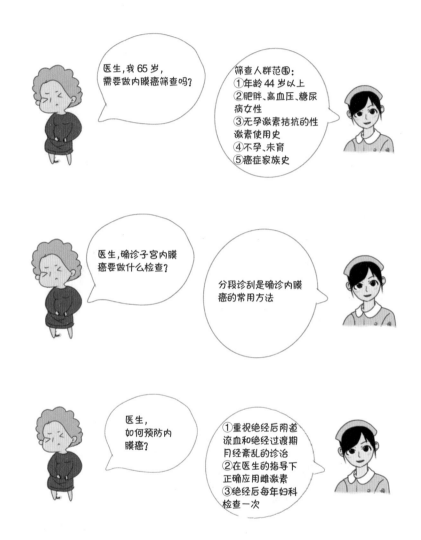

人人谈癌色变,老年人一旦中招如何应对

手术治疗:为首选方案,主要目的是确定病变范围及预后相关因素,切除病变子宫及其他可能存在的转移病灶。

放射治疗:是治疗中有效的方法之一。

化学治疗：为全身治疗，适用于晚期或复发子宫内膜癌，也可用于术后复发高危因素患者的治疗。

孕激素治疗：主要用于保留生育功能的早期子宫内膜癌患者，也可作为晚期或复发患者的综合治疗方法之一。

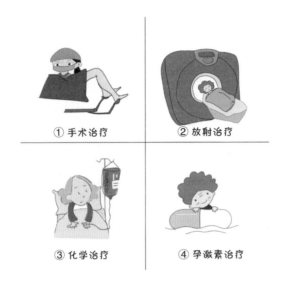

① 手术治疗　② 放射治疗
③ 化学治疗　④ 孕激素治疗

2. 宫颈筛查与宫颈癌

介绍宫颈筛查之前，需要先给您介绍一位"肿瘤君"——宫颈癌。这位"肿瘤君"的不同之处在于，她的出身很明确：几乎所有（99.7%）的宫颈癌都是由 HPV（人乳头瘤病毒）"大魔头"感染所引起。

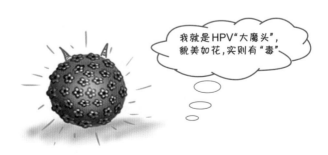

我就是HPV"大魔头"，貌美如花，实则有"毒"

HPV 病毒自拍照

HPV"大魔头"是一个大家族，有100多种亚型，分为低危型和高危型。高危型HPV"大魔头"的持续感染是宫颈癌发病的罪魁祸首。

HPV"大魔头"要想成为令人闻风丧胆的"肿瘤君"，至少要在宫颈土地上驻扎几年甚至十几年。

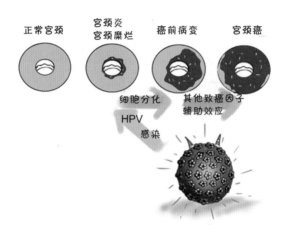

宫颈病变进程图

因此，如果我们能够在"大魔头"驻扎的最初几年里发现她并将其消灭，那么宫颈的土地上将不会再有这位"肿瘤君"的出现。

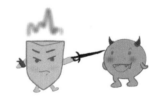

宫颈癌是目前癌症中唯一病因明确，可早发现、早预防的"肿瘤君"。

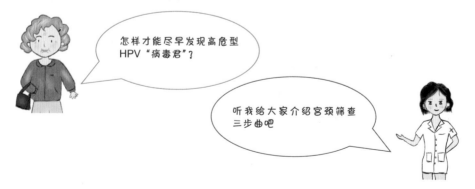

怎样才能尽早发现高危型HPV"病毒君"？

听我给大家介绍宫颈筛查三步曲吧

第一步：液基细胞学 TCT 检查和宫颈病毒学 HPV 检测

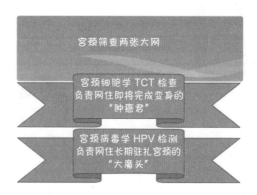

宫颈筛查两张大网

宫颈筛查的取样过程很简单，在常规妇科检查的同时就可以完成取样，而且对宫颈几乎没有损伤。

医生只需要用一个圆润的小刮板或毛刷，在宫颈外口上旋转几圈，沾取少量宫颈上皮的脱落细胞，送去化验即可。

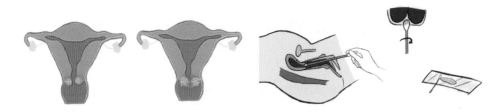

液基细胞学检查

如果想尽可能的网住全部坏家伙，需要这两张大网一起上阵，而且最好是定期撒网，减少漏网之鱼。

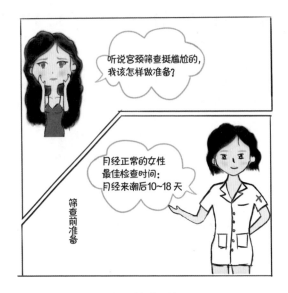

宫颈筛查时间

宫颈筛查前注意事项

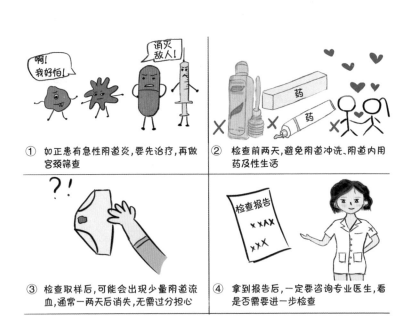

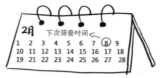

宫颈筛查时
要注意哪些事情?

⑤ 很重要的一点,就是要记好下次筛查的时间。目前医学建议满21～29岁每3年一次TCT,30～65岁每5年做一次TCT+HPV联合检测,65岁以上既往多次检查为阴性,则终生不再筛查

宫颈筛查疼吗

宫颈筛查的取样过程是无损伤的,而且宫颈部位的神经对痛觉不敏感,因此不会有很明显的痛感。

高危型HPV感染＝宫颈癌或癌前病变吗

"大魔头"不等于就是"肿瘤君"哦! 高危型HPV感染阳性只是提示患宫颈癌的风险比较高。

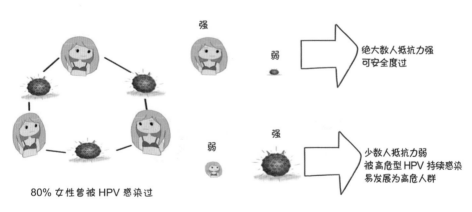

HPV"大魔头"与女性抵抗力斗争关系图

HPV感染非常普遍,只要开始性生活,一生中被HPV感染的概率非常高,性活跃期女性HPV感染率占50%～80%。

50%～90%的HPV感染可在感染后的数月至2年内被免疫系

统清除，不会导致长期的危害。只有高危型 HPV 的持续感染，才会进展为恶性病变。

什么是 HPV 持续感染

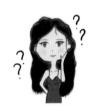

间隔一年以上的时间连续两次检测出同一高危型 HPV 被认为是持续性感染。

因此如果出现高危型 HPV 阳性，还需要过筛另一张大网——宫颈细胞学 TCT 检查，也可以根据医生的建议，进行阴道镜检查来进一步确诊。

接种过 HPV 疫苗后，还需要定期做宫颈癌筛查吗

需要。因为 HPV "大魔头"是个大家族，有 100 多种亚型，不论是接种哪种 HPV 疫苗，都不能防住所有的 HPV "大魔头"。

目前，注射四价疫苗能够抵御 70% 的 HPV "大魔头"，九价疫苗的防御范围比较强，可以达到 90%，但也不是全部！

而且，女性接种 HPV 疫苗时的年龄越大，对 HPV 的防御效果越低，因此不能因为接种了 HPV 疫苗就高枕无忧。

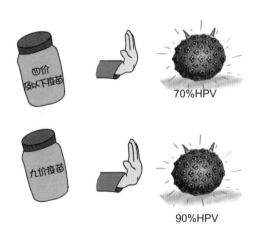

HPV 疫苗防御范围

第二步：阴道镜检查和组织活检

通过宫颈筛查的两张大网：宫颈细胞学检查（TCT）和病毒学检查（HPV），可以初步筛出宫颈上的"肿瘤君"和及其前身——癌前病变。

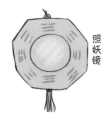

照妖镜

接下来，如果要把宫颈上全部的"肿瘤君"清除得干干净净，同时最大限度地保护正常的宫颈沃土，就必须通过最精准的定位，确定宫颈上"肿瘤君"的位置，集中火力瞄准它们，逐一击毙。

这时，需要使出宫颈癌"照妖镜"——阴道镜检查。过去没有阴道镜，对宫颈进行活组织检查时，医生只能依靠经验，仅凭肉眼观察找到宫颈癌最好发的部位——宫颈外口的鳞－柱交接处（就是阴道壁的鳞状上皮与子宫的柱状上皮交接形成的环形区域）。

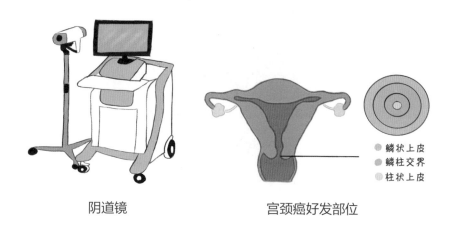

● 鳞状上皮
● 鳞柱交界
● 柱状上皮

阴道镜　　　　　　　　宫颈癌好发部位

医生根据时钟的 3 点、6 点、9 点、12 点方向，在这个环形区域上选取四块组织，进行病理学检查。这种方法容易造成漏网，而且对宫颈损伤较大。

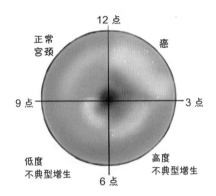

宫颈病变取样定位

自从有了阴道镜,就完全不同了!

首先,阴道镜检查使用了照明灯进入阴道,将原本漆黑一片的阴道内照亮。

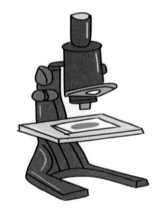

接着就该"照妖镜"低倍物镜上场了,它能将宫颈的影像放大几十倍,直接观察到肉眼无法看到的微小病变,此时借助照明灯,医生已经能够很清楚地观察到宫颈外形和颜色,初步定位可疑病变部位。

但这还不够,对付"肿瘤君",我们还有最厉害的一招,就是在宫颈表面涂抹3%的醋酸、复方碘溶液,使宫颈表面着色,此时,由于"肿瘤君"体内所含的蛋白质和糖原与其他细胞都不同,因此只能乖乖现出原形。

医生可以利用阴道镜对着色后的宫颈表面拍下清晰的照片，直观地记录"肿瘤君"的位置，同时对异常着色部位取样。

什么时候需要做阴道镜检查

阴道镜检查
适应症

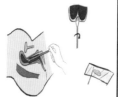

① TCT 检查结果
为.CIN 二级以上

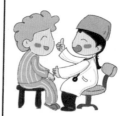

⑤ 宫颈、阴道病变治疗
后的复查

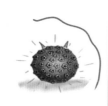

② HPV 检测结果
为高危型 HPV 阳性

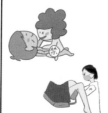

③ 性生活或妇科检查
后宫颈出血

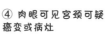

正常宫颈　宫颈炎宫颈糜烂
癌前病变　宫颈癌

④ 肉眼可见宫颈可疑
癌变或病灶

阴道镜检查注意事项

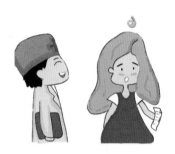

① 女士,您需要做一个阴道镜检查

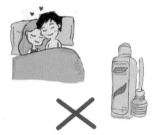

② 检查前24小时不可以同房或阴道灌洗上药,患有妇科急性炎症或出血者不宜进行阴道镜检查

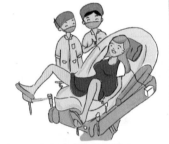

③ 宫颈取样时,会造成轻微损伤出现少量的阴道流血或轻微炎症

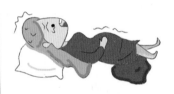

④ 一周内禁止性生活,如出现流血多于月经量或流血时间超过一周,应及时就医

阴道镜检查前注意事项

第三步:宫颈组织病理学检查

将取下的宫颈组织送到病理科进行活组织检查,专业人员在显微镜下各种"看看看",帮助医生对"肿瘤君"进行初步分期和诊断,然后医生根据具体情况制定专属治疗方案。

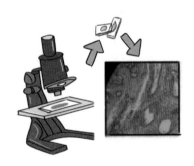

病理组织活检

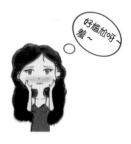

3. 小小卵巢莫忽视

别看卵巢身材娇小,却是肿瘤的好发部位。卵巢肿瘤是常见的妇科肿瘤,在各年龄阶段均可发病,但肿瘤的组织学类型不同,而且有良性、交界性、恶性之分。

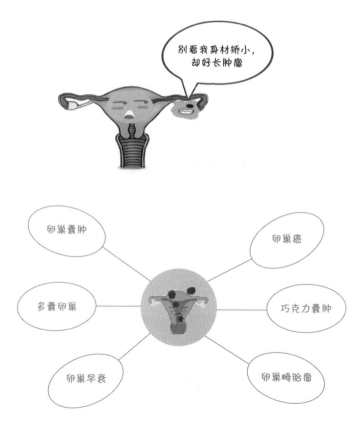

卵巢好发疾病

卵巢囊肿

我是卵巢囊肿(良性肿瘤),依附于卵巢或者是有一根蒂的连接而存在。

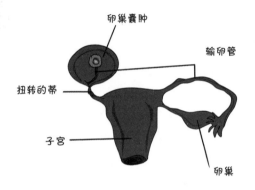

卵巢囊肿

卵巢是维持女性年轻活力的源泉,我悄悄在它身边潜伏,吸收营养,以至于在没有做妇科检查及 B 超时都不知道渺小的我的存在。

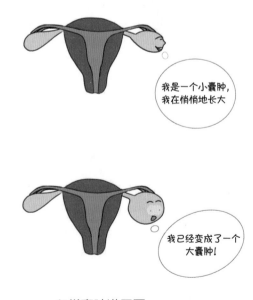

卵巢囊肿进展图

随着时间推移，我会逐渐长大，长成如卵巢那般大，成为和它同窗的姐妹，再后来会大过卵巢，形成所谓的"庞然大物"。

这时我会向您郑重宣告我的到来，因为您会出现一些不适，比如尿频、便秘、下腹坠胀甚至是大腹便便。我的存在占据了不属于我的空间，压迫其他器官出现不适，此时您就要提高警惕啦，要抓紧时间就医。

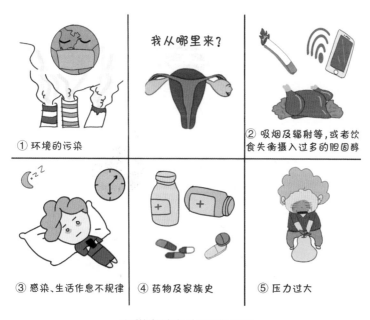

卵巢囊肿发病影响因素

①环境因素：接触有机粉尘、芳香胺和芳香族碳氢化学物是卵巢肿瘤的致病因素之一。

②饮食因素：有研究认为高脂饮食、饮用大量咖啡、吸烟可能会增加女性患卵巢肿瘤的风险。

③用药及家族史：有两个或两个以上近亲患有卵巢肿瘤的家族遗传史，患病风险更高。激素类药物的使用可能会增加女性卵巢恶性肿瘤发生的风险。

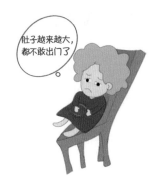

肚子越来越大，都不敢出门了。

我是一颗不定时炸弹，主要有四大表现

①蒂扭转：如果我是一个蒂长（可以理解为我的根长）、个头中等大小、活动度比较好、重心又偏于一侧的肿瘤，在您突然改变体位时我的蒂发生扭转，没有血液供应的我自然要提出抗议：您会突然出现一侧下腹部剧痛，常伴有恶心、呕吐。

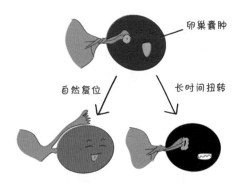

卵巢囊肿

自然复位　　　　长时间扭转

卵巢囊肿蒂扭转结局

如果我扭转得小，会自己慢慢回到原来的位置，也就是复位；要是我扭转不回去就要尽快手术治疗。

②破裂：如果我生长的过快穿破囊壁或者外力撞击腹部发生破裂，您会出现剧烈腹痛、伴有恶心呕吐，有时会导致腹腔出血、腹膜炎甚至休克。

③感染：多是由于蒂扭转或破裂引起，您会出现发热、腹痛等症状。

④恶变：别看我是良性肿瘤，也可以发生恶变，在早期没有症状，不易被发现。如果我生长迅速，尤其是双侧一起快速生长，应考虑我是否恶变。

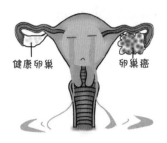

健康卵巢　　卵巢癌

所以，我（卵巢囊肿）一旦确诊，应尽早手术。医生会根据年龄、对侧卵巢情况帮您选择最适合的手术方式，在对您伤害最小的情况下除掉我。

卵巢癌

卵巢肿瘤有一种组织学类型称为卵巢上皮肿瘤，好发于 50 ～ 60 岁的妇女，占原发性卵巢肿瘤的 50% ～ 70%，恶性类型占卵巢恶性肿瘤的 85% ～ 90%，治疗效果一直未能改善，死亡率居妇科恶性肿瘤首位，"我"就是卵巢恶性肿瘤君。

由于卵巢位于盆腔内无法直接窥视，而且卵巢癌无早期症状，一旦出现症状往往已属晚期病变，让人痛心疾首。

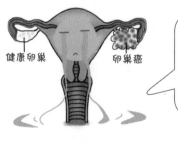

健康卵巢　　卵巢癌

"我"自知罪大恶极，为了避免我上门，请远离我发病的高危因素：
①遗传因素：20% ～ 25% 卵巢癌患者有家族遗传史，很不幸，这个因素您无法改变
②未产、不孕是危险因素，哺乳和口服避孕药具有保护作用

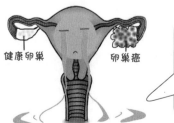

健康卵巢　　卵巢癌

我其实是比较阴险的，为了不让您发现我把我除掉，我一直在体内悄悄进行"殖民活动"，扩散自己的癌势力，所以在发病早期多无明显症状，出现症状时往往就不容乐观啦！
由于我的势力迅速扩张，短期内可感到腹胀、腹部出现大肿块及腹水。晚期患者呈现明显消瘦、恶病质现象

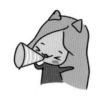

卵巢癌的预防,加强预防保健意识很重要!

一般预防:注意饮食结构,减少高脂肪食品摄入,增加高蛋白、蔬菜等食物摄入;避免在外阴及会阴部使用含有滑石粉的卫生用品;避免或减少辐射;戒烟,保持乐观情绪;高危妇女可在医生指导下预防性口服避孕药。

普查普治、高危人群定期筛查:30 岁以上的女性应每年进行妇科检查,高危人群应自 25 岁以后就定期筛查,最好每半年检查一次。

卵巢实性肿物或囊肿直径大于 5 厘米时及时手术。

乳腺癌、子宫内膜癌、胃肠癌等患者治疗后严密进行妇科随访。

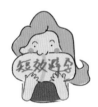

① 提高预防保健意识,提倡高蛋白、富含维生素 A 的饮食,高危女性宜预防性口服避孕药

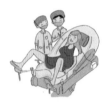

② 每年进行一次妇科查体,高危人群最好半年一次

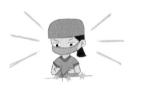

③ 卵巢实性肿瘤或囊性肿瘤直径大于 5 厘米者应及时手术

④ 乳腺癌、子宫内膜癌、胃肠癌等患者,术后随访中应定期接受妇科检查

卵巢癌预防注意点

科普小天地

　　子宫颈癌、子宫内膜癌、卵巢癌是女性生殖系统常见的三大肿瘤君。随着子宫颈癌和子宫内膜癌诊断和治疗的进展,卵巢癌已成为当今妇科肿瘤中对女性生命和健康威胁最大的肿瘤君。

4. 别对子宫肌瘤掉以轻心

子宫肌瘤是女性生殖器最常见的良性肿瘤,常见于 30 ～ 50 岁女性,其发生确切病因尚未明了,可能与性激素有关。

子宫肌瘤可能小如豌豆,也可能大如足球;多无明显症状,仅在体检时偶然发现。

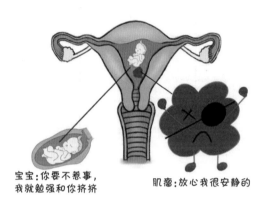

宝宝:你要不惹事,
我就勉强和你挤挤

肌瘤:放心我很安静的

宝宝与肌瘤的协议

子宫肌瘤的症状与其生长部位、有无变性相关,与肌瘤大小、数目关系不大。

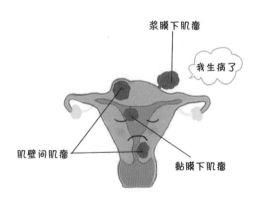

浆膜下肌瘤

我生病了

肌壁间肌瘤

黏膜下肌瘤

子宫肌瘤类型

临床表现

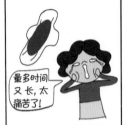 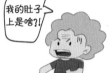

① 经量增多及经期延长　② 下腹部包块

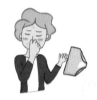 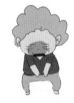 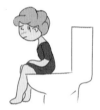

③ 白带增多　④ 下腹坠胀、腰酸背痛　⑤ 压迫症状：尿频、尿急、排尿困难、便秘等

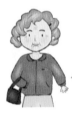

医生，我的子宫里就"养"着肌瘤呢。"大姨妈"已辞行多年，我是否可以对肌瘤不管不顾啦？

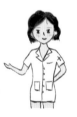

当然不行！有子宫肌瘤的老年女性朋友要注意啦，虽然绝经后肌瘤多可萎缩或消失，但也不要对她百分百信任，要每 3 ~ 6 个月到医院就诊随访，若肌瘤明显增大或出现症状考虑进一步治疗

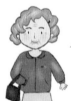

什么情况下需要治疗？

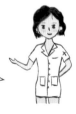

肌瘤小于 2 月妊娠子宫大小，症状轻，可选择药物治疗；若肌瘤大于 10 周妊娠子宫大小，有膀胱直肠压迫症状或肌瘤生长较快需行手术治疗

5. 术前居家照护要点

① 合理膳食：饮食多样化，多吃蔬菜和水果（糖尿病及肾功能异常患者请适量进食），增加膳食中粗粮比例，少吃腌、熏、炸、烤食品，适量摄入鱼肉蛋奶等富含蛋白质的食物

② 良好生活习惯：不嗜酒、不吸烟，生活有规律，锻炼身体，增强抵抗力，预防感冒

③ 积极治疗基础疾病，如高血压、糖尿病患者应遵医嘱治疗用药，将血压、血糖控制在正常范围

6. 术后康复居家照护要点

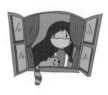
① 休息环境安静舒适，温湿度适宜，注意通风

② 保持良好的心境，避免紧张激动的情绪，适当活动

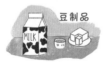
③ 选择含丰富维生素、蛋白质的饮食，如瘦肉、鸡蛋、鱼类，还应注意粗细粮搭配

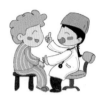

④ 伤口拆线后，若发现伤口红、肿、硬结、疼痛或发热等症状请及时就医

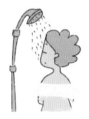

⑤ 伤口拆线后一周内勿沾水，可用温水擦浴，一周后可淋浴

⑥ 全子宫切除术后 7~14 天内阴道有少量粉红色分泌物，此为阴道残端肠线溶化所致，为正常现象，无需处理，应适当卧床休息；如分泌物呈血性同月经量应及时到医院就诊

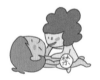

⑦ 全子宫切除术后及经阴道手术后患者禁性生活及盆浴 3 个月，子宫肌瘤剔除术、卵巢囊肿剥除术后患者禁性生活及盆浴 1 个月

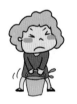

⑧ 子宫脱垂、阴道前后壁膨出的患者，术后半年内避免重体力劳动（避免负重 5 公斤以上重物），并保持每日大便一次，排便通畅；出现咳嗽时及时服止咳药，防止增加腹压，造成疾病复发

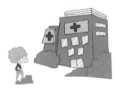

⑨ 不适随诊、定期复诊

7. 化疗患者居家照护要点

宫颈癌、子宫内膜癌、卵巢癌是威胁女性朋友生命的"肿瘤君三巨头"，对于肿瘤君的治疗一般采用综合治疗方案，以手术治疗为主，辅以放射治疗和化学药物治疗（简称化疗）。

化学药物治疗已取得了肯定的功效，目前已成为肿瘤君的主要治疗方法之一。化疗的朋友们居家生活有哪些注意事项呢？

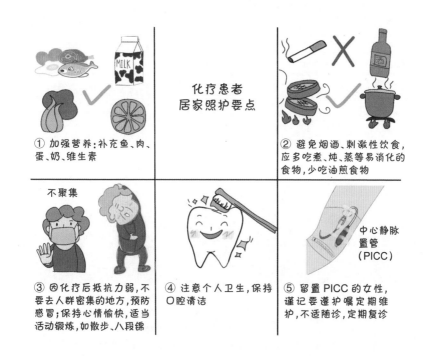

① 加强营养：补充鱼、肉、蛋、奶、维生素

② 避免烟酒、刺激性饮食，应多吃煮、炖、蒸等易消化的食物，少吃油煎食物

③ 因化疗后抵抗力弱，不要去人群密集的地方，预防感冒；保持心情愉快，适当活动锻炼，如散步、八段锦

④ 注意个人卫生，保持口腔清洁

⑤ 留置 PICC 的女性，谨记要遵护嘱定期维护，不适随诊，定期复诊

老年女性科普篇针对现在中老年女性日常生活习惯中存在的一些不健康的生活方式及行为，讲解了健康生活的重要性，以及常见疾病的症状、预防和及早就医等相关常识，建议老年女性朋友在平时的生活中，注意预防和养成定期体检的习惯，做到有病早发现、早治疗、早康复。愿每一位老年女性朋友安度美丽夕阳年！

老年男性篇

古语有云："五十知天命，六十花甲，七十古稀，八十耄耋"。岁月馈赠于我们的是积淀下来的智慧与阅历，而随着岁月流逝的却是我们的健康。若要问关于老年男性健康的首要难言之隐，我相信大部分人会说是排尿问题，而影响排尿至关重要的因素就是前列腺。本书将从前列腺的构造，增生的治疗和护理，日常照护知识等方面，深入浅出地向大家科普前列腺的健康知识，为广大老年男性朋友排忧解惑，和大家携手守护健康，乐享老年生活的每一天。

一、概述：认识前列腺

随着年龄的增长，男性朋友们都或多或少存在或轻或重的排尿困难，这也是泌尿外科发病率最高的疾病——前列腺增生。前列腺，一个说大不大说小不小的器官，却对您的生活质量起着举足轻重的作用，下面我们就来认识一下这个男性特有性腺器官。

1. 前列腺是什么

前列腺，是一个男性特有的内分泌器官，产生的前列腺液，是组成男性精液重要成分。

2. 前列腺长在哪里

前列腺的大小形状如栗子，重约 20 克。这个"栗子"，底面朝上，贴着膀胱，中间有尿道穿过，尖朝下，后面紧贴着直肠，所以去医院做检查时，医生会通过直肠指诊，摸到前列腺。

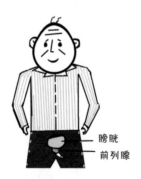

前列腺的位置

因为有尿道自前列腺的中间穿过，所以，如果前列腺出了问题，首当其冲的就是排尿受影响，尿频、尿急、尿不尽……如果忽略掉身体出现的这些警报，会出大问题。

3. 前列腺是如何变大的

40岁以后,体内的性激素呈现失衡的状态,就会导致前列腺充血,腺内结缔组织逐渐增生,则形成前列腺肥大。肥大的前列腺压迫尿道及膀胱引起排尿异常。

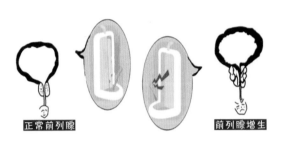

前列腺增生

许多老年人由于缺乏前列腺增生症的科普知识,都简单地认为年龄大了夜尿次数多是正常现象,而没有想到是前列腺增生,疏于去医院及时治疗,长期下去耽误了最佳治疗时间。

二、疾病:老年男性前列腺常见疾病及照护要点

在简单地了解前列腺之后,我们就聊聊这部分内容的重头戏——老年前列腺的医学照护,通过学习科普知识,正确地认识疾病,才能更好地配合医护人员,积极治疗,精心护理,最终战胜疾病,走向健康。

(一)老年前列腺增生

1. 是什么使前列腺"肥胖"

前列腺增生症是中老年男性的常见病、多发病。导致前列腺增生的原因有很多,主要包括:体内性激素呈现失衡的状态,会导致前列

腺充血，从而引起前列腺增生。平时喜欢吃高热量、高脂肪、辛辣刺激性食物，也会导致前列腺增生肥大。缺乏体育锻炼，动脉易硬化，前列腺局部的血液循环不良，也会引起增生肥大。

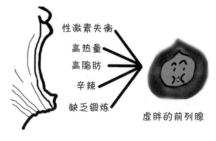

前列腺增生的诱因

2. 良性前列腺增生有哪些危害

前列腺增生的发病率会随着男性年龄的增长而增加，在 50 岁至 60 岁的男性中，有一半会受到这种疾病的困扰，最直接的影响就是排尿困难，但是很多老年人难以启齿，没有及时到医院治疗，导致对身体的损害越来越大，下面让我们来看看它的危害。

（1）尿频

就是排尿次数增多，尤其夜尿次数增多，超过 2 次，往往是前列腺增生的早期症状。但每次排的尿量不多，慢慢地，膀胱的容量越来越少，排尿间隔时间更为缩短。老年人本来睡眠就不大好，每晚还要起床 5 ～ 6 次去卫生间，日久天长，肯定会对身体产生不利影响。

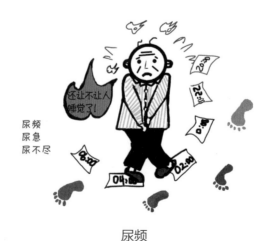

尿频

（2）排尿无力、尿线变细

由于增生前列腺的阻塞和尿道受压迫,患者排尿要使用更大的力量克服阻力,以至排尿无力,尿线变细,射程也不远。

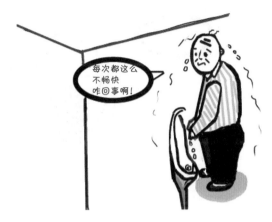

尿道阻塞

（3）血尿

增生的前列腺组织充血,表面血管丰富,老年人排尿或排便时,腹部用力,压力加大就容易引起血管破裂导致肉眼血尿。

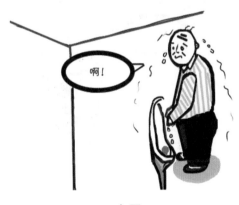

血尿

（4）尿潴留

前列腺增生较重的患者,梗阻严重时可因受凉、饮酒、憋尿时间过长或感染等原因导致不能排尿,膀胱极度膨胀,病人非常痛苦。

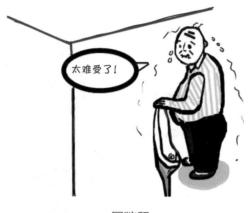

尿潴留

（5）排尿疼痛与尿急

前列腺增生时,由于膀胱中的尿液排不干净,容易引起细菌感染,排尿时感到疼痛,一有尿意便迫不及待要排尿。

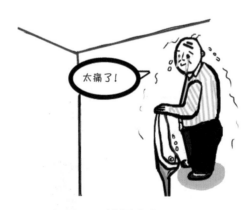

排尿疼痛

（6）肾盂积水和尿毒症

前列腺增生较重、时间较长,由于膀胱和上尿路代偿功能不全,可导致输尿管和肾盂积水,继续发展可引发尿毒症,表现为食欲缺乏、恶心、呕吐等。由于此类症状起初相对隐蔽，缺乏特异性，容易被误诊为消化道疾病。

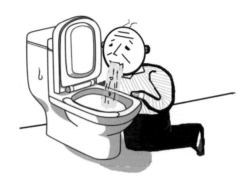

恶心呕吐

另外，由于前列腺增生致患者排尿困难，腹压增高，也可引起痔疮、疝气等疾病。

温馨提示：患有前列腺增生的男性请尽快去医院治疗，以免给以后的生活留下后遗症，感觉自己有以上这些症状的可以去医院检查，以防万一。

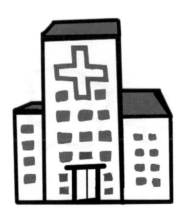

及时就医

3. 得了良性前列腺增生要做哪些检查呢

医生会通过了解患者的病史、体格检查、尿常规和 PSA 测定、超声检查、尿流率检查等来确定排尿困难是否由良性前列腺增生引起。

（1）体格检查——直肠指检

检查前列腺的大小和硬度。注意事项如下：

检查前将大便排干净；

检查时取左侧卧位，左下肢略屈、右下肢屈曲贴近腹部并同时做深呼吸，放松肛门括约肌。

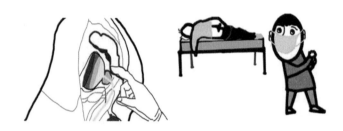

直肠指检

（2）尿液分析和尿培养

检查是否有尿路感染。

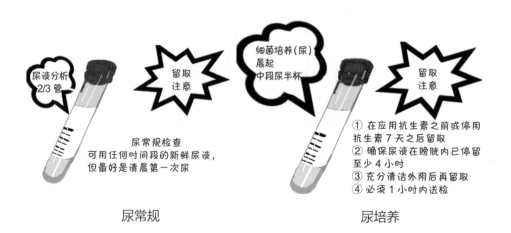

尿常规

尿液分析 2/3 管　留取注意

尿常规检查
可用任何时间段的新鲜尿液，
但最好是清晨第一次尿

尿培养

细菌培养（尿）
晨起
中段尿半杯　留取注意

① 在应用抗生素之前或停用
抗生素 7 天之后留取
② 确保尿液在膀胱内已停留
至少 4 小时
③ 充分清洁外阴后再留取
④ 必须 1 小时内送检

（3）前列腺特异抗原（PSA）检查

检查是否患有前列腺癌。注意事项如下：

检查前三天，不要对前列腺有刺激，比如直肠指诊、前列腺按摩、留置尿管等操作；检查当日不必空腹。

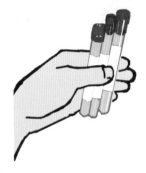

血清 PSA 检查

（4）B 超

检查前列腺的体积，排尿后膀胱中有无残余尿。

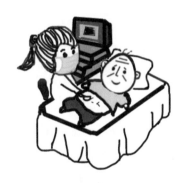

前列腺超声检查

4. 良性前列腺增生为什么要做尿流率的检查

尿流率是指单位时间内经尿道排出的尿量，也就是排尿的速度，以毫升／秒表示，尿流率的测定对前列腺增生有十分重要的意义，它不仅用于早期前列腺增生的诊断，还可用于治疗后疗效的判定。前列腺增生时，尿流图形亦有改变，轻度图形接近正常；中度时尿流曲线呈多波形；重度增生曲线为低平形。

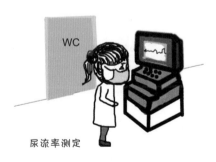

WC

尿流率测定

尿流率

5. 怎样配合尿流率检查

检查前一晚保持正常的睡眠及饮食,检查前 2 ~ 3 小时要多饮水,不要排尿。

检查时,确保测定环境隐蔽安静,避免外界干扰;尽可能达到自然排尿状态。应采取平时习惯的排尿体位,排尿时尽可能使尿流冲击集尿器内的一点。

检查后,根据医生要求,配合医护人员进行残余尿测定,即导尿。

6. 良性前列腺增生可以用什么药物治疗

药物治疗对于前列腺增生患者至关重要,相当一部分患者可以通过药物良好地遏制前列腺的生长。

治疗前列腺增生药物主要通过两个途径起作用。其一是松弛膀胱颈部、前列腺包膜和腺体内平滑肌紧张,减轻或缓解前列腺增生所导致的功能性梗阻。其代表药为 α 受体阻断剂特拉唑嗪、多沙唑嗪等。多沙唑嗪片具有降压作用,合用其他降压药时,有协同降压作用,应密切注意血压变化,而不是停用以前服用的降压药。多沙唑嗪片为睡前用药,老年人服用后应缓慢起床,防止体位性低血压。刚开始服用时可引起头晕和疲劳,可能导致反应能力下降,因此驾驶员最好在服用 12 小时内不驾驶。

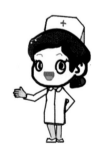

另一类药物是通过抑制雄激素生成而达到缩小前列腺体积的目的,减轻或消除机械梗阻因素。其代表药有非那雄胺片,此类药物会导致性功能障碍和乳腺的发育。

遵医嘱服药

7. 前列腺增生了，是否必须"挨一刀"

前列腺增生给老年男性造成巨大的痛苦，很多老年人都希望在短时间内解除痛苦。大多数人会选择手术这种方式，那么，前列腺增生是否真的能"一切了之"呢？事实上大多数的增生都不需要手术。

（1）每个人前列腺增生的程度差别会很大。真正需要手术的人在人群中仅占很小一部分。

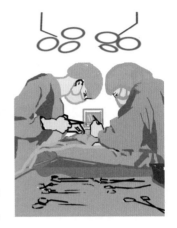

手术治疗

（2）对大多数轻、中度患者，建议药物治疗，常用的药物有两大类，第一类药可以明显改善病人排尿费力、小便次数多的症状。第二类药可以使前列腺增生的发展程度得到控制，在一定程度上使前列腺缩小。

8. 什么样的前列腺增生需要手术治疗

梗阻引起尿路结石、反复的尿路感染、肾功能受影响、前列腺血管曲张、反复出现血尿、解不出小便、尿潴留。

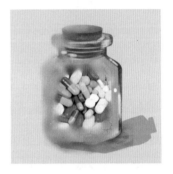

药物治疗

当老年人出现了以上这些情况，在身体条件允许的状态下应推荐进行手术治疗。

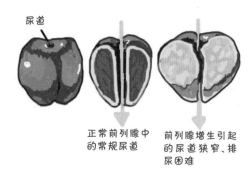

尿道

正常前列腺中
的常规尿道

前列腺增生引起
的尿道狭窄、排
尿困难

前列腺增生影响排尿

9. 前列腺增生会发展成前列腺癌吗

前列腺癌是发生在前列腺上皮的恶性肿瘤,其细胞生长为恶性侵袭性生长,主要发生在前列腺的外周带。而良性前列腺增生仅指细胞分裂增加,数目增多,是良性的增殖,主要发生在前列腺的中央带。由于其组织来源不同,细胞生长方式不同,所以良性前列腺增生并不会发展成前列腺癌。但是前列腺增生症及前列腺癌早期都会伴有排尿不适等症状。尤其是 50 岁以上的中老年男性,每 1 ~ 2 年做一次前列腺方面的体检,包括直肠指检、PSA(前列腺特异性抗原)、经直肠超声检查等,以便早期发现前列腺癌。

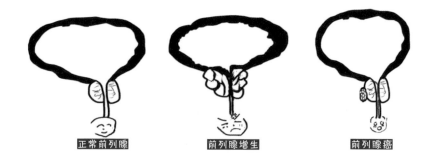

正常前列腺　　　　前列腺增生　　　　前列腺癌

（二）老年前列腺癌

1. 谁容易得前列腺癌

从某种程度上讲,前列腺癌与前列腺增生有相似之处:好发于老年男性,以尿频、尿急、排尿困难、尿流中断等下尿路梗阻症状常见。可是前列腺癌到底好发于哪些人群呢?

（1）与遗传因素有关,如果您的直系亲属,如父亲、兄弟等,有人患前列腺癌,您发生前列腺癌的可能性就高于正常人。

（2）长期接触化学物质,如除草剂、化肥、镉等,从事农业、相关的工业性制皂和香水、皮革工业的人,发生前列腺癌的可能性更大。

（3）生活习惯不规律,性生活较多,爱吃高热量食物、酗酒的人,患前列腺癌的风险也更大。

（4）接受日光照射的人,患前列腺癌的概率会降低。维生素 D 是一种必需维生素,可能降低前列腺癌发生风险,而钙类物质的大量摄入可能增加患前列腺癌的风险。阳光可增加维生素 D 的水平,可能诱发前列腺癌细胞的分化并减缓其生长,因此可降低前列腺癌发生风险。

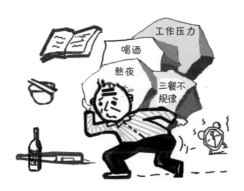

前列腺癌的诱因

2. 为什么要做前列腺穿刺活检

前列腺穿刺活检是确诊前列腺癌的唯一方法,如果您在直肠指诊检查、血清前列腺特异性抗原(PSA)检查后存在异常情况,血清总PSA(T-PSA)> 4.0 纳克 / 毫升为异常,而游离前列腺特异性抗原(F-PSA)和血清总前列腺特异性抗原(T-PSA)的比值诊断前列腺癌更为可靠。F/T 比值 ≤ 0.16 时即需要警惕,需要进行前列腺穿刺活检。

3. 前列腺穿刺活检前应该如何配合

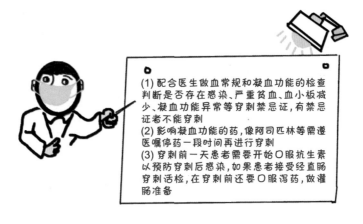

(1) 配合医生做血常规和凝血功能的检查判断是否存在感染、严重贫血、血小板减少、凝血功能异常等穿刺禁忌证,有禁忌证者不能穿刺
(2) 影响凝血功能的药,像阿司匹林等需遵医嘱停药一段时间再进行穿刺
(3) 穿刺前一天患者需要开始口服抗生素以预防穿刺后感染,如果患者接受经直肠穿刺活检,在穿刺前还要口服泻药,做灌肠准备

4. 前列腺穿刺活检后要注意什么

出血是前列腺穿刺活检后最常见的并发症,主要表现为血尿、血精、血便(经直肠穿刺)、会阴部血肿(经会阴穿刺)。穿刺后应大量饮水、多排尿,少量的出血不必过于紧张,基本在一周内可以逐渐缓解,若发现严重尿道、直肠出血及血尿,应及时前往泌尿外科就诊。

有时穿刺后会引起泌尿系感染和发热,所以穿刺后应继续服用抗生素,监测体温情况,如体温超过 38 摄氏度应及时就诊。另外,穿刺后有一部分患者会发生小便解不出(急性尿潴留)的情况,特别是穿刺前已有明显前列腺增生和明显尿频、尿急、排尿困难等下尿路症状的患者,需临时留置导尿管,在严格无菌条件下,将无菌导尿管经尿道插入膀胱引流尿液,并将导尿管保留一段时间。在饮食上,患者术后需要 1 ～ 2 周痊愈,此期间应避免饮酒及辛辣食物。

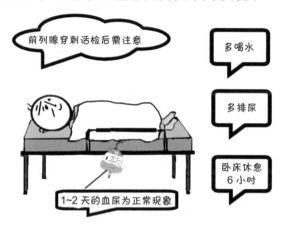

前列腺穿刺术后护理

5. 什么是前列腺癌的内分泌治疗

前列腺癌的致病因素与雄激素水平密切相关,因此,医生经常采用手术切除睾丸来控制雄激素的分泌。然而,很多老年人不能接受这种治疗方法,所以近年来内分泌药物治疗前列腺癌大行其道,即每月皮下注射 1 次促黄体释放激素类似物,如诺雷德。虽然费用有些高,但是可以达到手术去睾的效果。

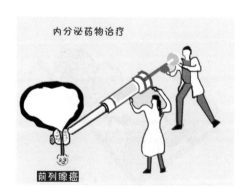

药物治疗

三、呵护:老年男性良性前列腺增生的日常生活照护

正所谓不积跬步无以至千里,不积小流无以成江海。疾病的护理也不是一蹴而就的事情,要从日常生活的点滴做起,形成良好的生活习惯,为美好的老年生活添砖加瓦,共度夕阳红。

1. 良性前列腺增生的饮食照护

正所谓民以食为天,呵护好"栗子"君,要先从管住嘴开始。

(1)不吃辛辣刺激性食物如辣椒、姜、咖喱、芥末、胡椒等。

(2)绝对忌酒,饮酒可使前列腺及膀胱颈充血水肿而诱发尿潴留。

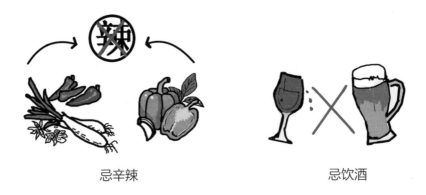

忌辛辣　　　　　　　　　　　忌饮酒

(3)多吃新鲜水果、蔬菜、粗粮及大豆制品,如粳米、小米、玉米面、高粱米、绿豆、蚕豆、黄豆、黑豆等。

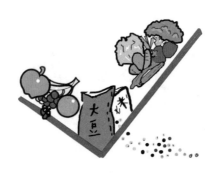

饮食多样

（4）种子类食物中如小麦胚、芝麻、花生、南瓜子都含有大量的锌元素，可适当多食。

（5）避免进食高脂肪食物，特别是动物脂肪、红色肉类。

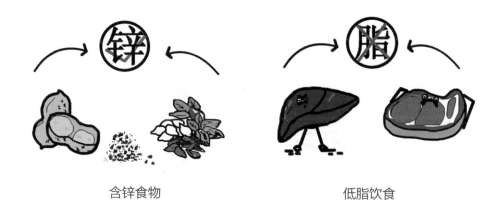

含锌食物   低脂饮食

（6）多饮水，勤排尿。不要为了避免动不动就跑厕所而不喝水，饮水过少不但会引起脱水，也不利于排尿对尿路的冲洗作用，还容易导致尿液浓缩而形成不溶石。故除晚上睡前适当减少饮水，以免睡后膀胱过度充盈外，白天应多饮水。

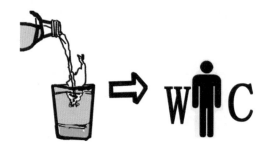

勤饮水勤排尿

2. 良性前列腺增生老年人的心理照护

老年人因对疾病认识不足和尿频、尿急、尿痛等不适，易出现紧张、焦虑不安等情绪，应对此表示理解，承认其感受，耐心向其解释病情及预防、治疗等相关知识，对老年人要关心、体贴。指导患者从事一些感兴趣的活动，如听轻音乐、读小说或看电视，和朋友聊天等，以分散患者对自身不适的注意力，减轻其焦虑，缓解症状，消除其影响治疗的心理因素，使之积极配合治疗。

看书　　听音乐　　看电视

娱乐活动

3. 老年人在冬季如何照护好前列腺

前列腺增生在老年中很常见，对老年男性的生活质量产生严重影响，在寒冷的天气当中又该如何保护好增生的前列腺呢？

（1）莫坐冰凉椅

外出时不仅要保证下半身的内裤温暖、干燥、舒适，更要注意不可在街心花园、公园、小区健身园地等处冰凉的长椅、石凳、健身器械，甚至是外出爬山时的山石、台阶上"落座"。

（2）慎服感冒药

无论是小便起夜，还是外出活动时，体质相对较弱的老年人都要注意防寒防风，以免感冒。因为一旦感冒，许多治疗感冒的药在服用后都会加重前列腺增生患者的排尿困难，甚至引起急性尿潴留。常见的药物有感冒通、速效感冒胶囊、维 C 银翘片、感冒灵等含有扑尔敏的复方感冒药。

（3）尽量不憋尿

有的老年人半小时就得尿一次，虽然每次不多但比较痛快。但天一冷就懒得去厕所（尤其是受居住条件限制，需外出小便者），或是在打牌、打麻将时总想先憋一会儿，结果时间一长再想尿就尿不出来了。这是因为憋尿影响了前列腺、膀胱颈部的血液循环，加重了局部水肿，导致排尿障碍。

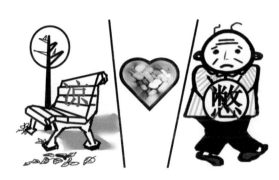

前列腺保健

4. 良性前列腺增生可以预防吗

虽然前列腺增生是老年性疾病，但它仍是可防可控的，各位加油哦！

（1）辛辣刺激性食品，要忌口

烟、酒、咖啡、浓茶等含有咖啡因的食物以及各种辛辣调味品，如葱、姜、蒜、辣椒、胡椒粉、咖喱等，因为它们既可导致性器官充血，又会使痔疮、便秘症状加重，压迫前列腺，加重排尿困难。

（2）不可憋尿

憋尿会造成膀胱过度充盈，使控制排尿的肌肉收缩减弱，和皮筋绷得太紧就会失去弹性是一个道理，进而发生排尿困难，容易诱发急性尿潴留，因此，

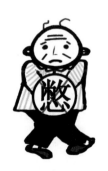

勿憋尿

一定要做到有尿就排。

（3）防止受寒

秋末至初春，天气变化无常，寒冷往往会使病情加重。因此，患者一定要注意防寒，预防感冒和上呼吸道感染等。

（4）忌酒

饮酒可使前列腺及膀胱颈充血水肿而诱发尿潴留。

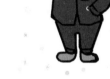

注意保暖

（5）饮水有方法

日饮水量 2 000 ～ 3 000 毫升。除晚上睡前适当减少饮水，以免睡后膀胱过度充盈外，白天应多饮水。

（6）避免久坐

经常久坐会加重痔疮等疾病，又易使会阴部充血，引起排尿困难。经常参加文体活动及气功锻炼等，有助于减轻症状。

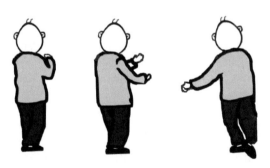

勤锻炼

5. 如何预防老年尿失禁

部分留置尿管和前列腺根治术后的患者，由于留置和手术过程中可能会损伤部分尿道、尿道支持结构和控尿的肌肉和神经，因此一部分人会存在尿失禁的现象。盆底肌的训练即凯格尔运动，是必不可少的,当然盆底肌的恢复也不是一蹴而就的,需要长期坚持。

（1）做好凯格尔运动的第一步是找到盆底肌

可以在小便的时候尝试憋住流动中的尿液,如果尿流中止了,那么恭喜,您已经找到了自己的盆底肌。这里需要注意,这个动作只是为了帮助您准确地找到盆底肌,日常生活中,不要刻意在小便的时候练习凯格尔运动,养成这种不好的习惯或者在膀胱充盈的时候进行凯格尔运动,反而会削弱盆底肌的力量,甚至导致尿路感染。

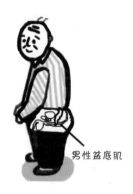

男性盆底肌

盆底肌位置

（2）凯格尔运动要领

在开始凯格尔运动之前请确保膀胱是空的,不要带着一个装满的或者部分装满的膀胱进行凯格尔运动,否则在进行凯格尔运动时您可能会遇到疼痛和尿液泄漏的问题。

您可以取立、坐或卧位,试做排尿（排便）动作,先慢慢收紧盆底肌肉,再缓缓放松,每次 10 秒左右,连续 10 次,每日 3 组以上,逐渐增加到 25 次为一组,以不觉疲乏为宜。

膀胱

排空膀胱

其实做凯格尔运动并不难,无需刻意选择地点,更不需要大张旗鼓地练,不管您是站着、躺着、坐着都行,适合自己就好。重要的是掌握正确的收缩、放松方法,并在日常生活中养成训练习惯。比如等公交车、

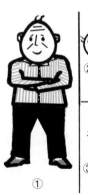

①

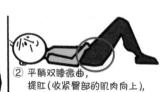

② 平躺双膝微曲,
提肛（收紧臀部的肌肉向上）,
10~15 秒,休息 10 秒,至少做 5 次

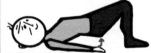

③ 两脚着地,双手紧贴地面,
臀部向上抬起,提肛 10~15 秒,
臀部放下休息 10 秒,至少做 5 次

凯格尔运动

开会、休息放松的时候都可以悄悄进行。

6. 老年人尿失禁的家庭照护

（1）老年人患有尿失禁这种疾病时，平时要对他们进行护理。首先还是要注意避免让患者经常精神紧张，平时经常咳嗽打喷嚏，都容易导致出现尿失禁。平时要叮嘱患者有尿就要排空。

（2）老年人患有尿失禁时，要每天清洁会阴部，最好采用淋浴、用温水冲洗，如果不能进行淋浴，可以用盆浴代替，但要注意的是，一定要专盆专用。清洗的顺序：洗净双手→从前向后清洗外阴→尿道口→肛门及肛门周围。清洗后用清洁干燥的专用毛巾擦干并保持干燥。每日对毛巾进行清洗晾晒。对于肥胖的老年朋友，应该适当地进行减肥，控制体重。

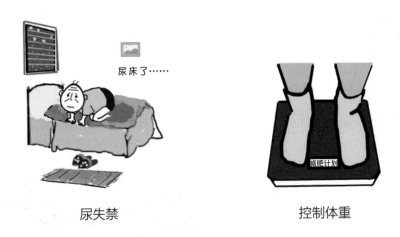

尿失禁　　　　　　　　　　　　控制体重

（3）购买老年人的坐便盆，就是一个椅子中间有洞，底下有一个可以拆卸的便器那种坐便。放在老年人床头免去其走到卫生间，做到一有上厕所的想法，第一时间就可以用上。

（4）要协助老年人养成定时排便的习惯，无论是否有尿，每隔2小时都要去卫生间排尿一次或为老年人送一次便器，以训练排尿功能。排尿后用手按压下腹部，以排空膀胱残余尿。坚持一段时间后，再逐渐延长排尿间隔时间,使老年人逐渐恢复至正常状态。

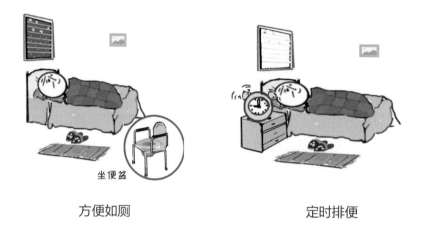

坐便盆

方便如厕　　　　　　　　　　　　定时排便

（5）在训练排尿功能的同时,要鼓励老年人多喝水,以便有足够的尿量,刺激排尿反射的恢复。液体的摄入一般在白天供给1 500 ～ 2 000毫升为宜,夜间应限制液体的入量,以免夜间尿量增多,影响老年人睡眠。

（6）尿失禁会因尿液的刺激,导致臀部及会阴部皮肤发生皮疹、炎症,如不及时处理可导致严重并发症。护理员要为老年人及时更换潮湿的尿垫和衣裤并用清洁的温水洗净会阴和臀部,用柔软的毛巾擦干。

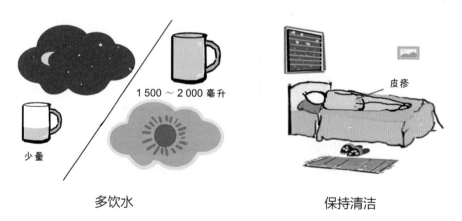

1 500 ～ 2 000毫升

少量

皮疹

多饮水　　　　　　　　　　　　保持清洁

7. 留置导尿管后的家庭照护

对于前列腺增生急性尿潴留的患者,缓解急性尿潴留的有效措施就是留置导尿管,留置尿管后解决了当前尿潴留引起的疼痛问题,就真的高枕无忧了吗? 其实并不然。

带导尿管回家要注意:

(1)每日应喝2 000 ~ 3 000 毫升的水,相当于 4 ~ 6 瓶 500毫升矿泉水,保持尿液颜色清澈。

(2)每晚用肥皂、沐浴液或者护理液及清水清洗会阴,保持会阴部清洁干燥,保持导尿管系统的清洁。

(3)为避免尿液倒流引起感染,无论站立、坐位或者平躺时,尿袋位置应低于耻骨联合水平,相当于小肚子以下。

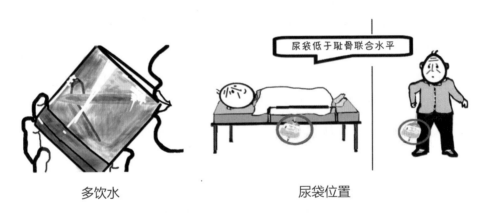

尿袋低于耻骨联合水平

多饮水　　　　　　　　　　　　尿袋位置

(4)尿袋下端的放尿口不要接触地面或者不清洁的地方。保持尿管与尿袋接口处连接紧密,若非更换尿管或尿袋,切勿随便分离接口处。保持尿管畅顺,不要扭曲、折叠或者压迫尿管和尿袋。

(5)排空尿袋的步骤包括:洗手→打开尿袋下端的夹子,排空尿袋,关闭夹子→洗手。

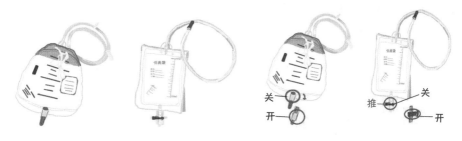

尿袋   尿袋开关

（6）每隔 3 天更换一次尿袋，如尿袋有破损请立即更换，更换尿袋的步骤包括：洗手→分开尿管与尿袋连接处，手勿触碰尿管与尿袋接口处→接上新的尿袋→洗手。

（7）如有以下不适，请尽快就医：①发热；②下腹胀痛；③尿道灼热感；④尿液混浊，有恶臭或血尿；⑤尿液少，膀胱有胀满感或者有尿意；⑥尿管脱出。

（8）若拔尿管后仍无法自解小便或残余尿大于 150 毫升，需重插尿管，请与医生联系处理。

8. 老年人如何预防急性尿潴留

尿潴留是尿液存留在膀胱内不能排出，一般表现为下腹部胀满、疼痛，不能排出尿，用手触摸下腹部膨隆，有囊状包块。得了急性尿潴留的老年人因为不能及时排出尿液，非常痛苦，那么怎么来预防尿潴留的发生呢？预防尿潴留的发生，首先要积极治疗原发疾病，其次对于前列腺已经

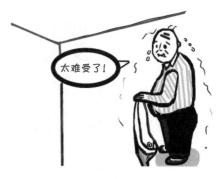

尿潴留

有增生的老年人，日常生活中应避免暴饮暴食，避免食用辛辣刺激的食物，喝酒也要节制，同时应当注意避免大便干燥。

9. 急性尿潴留的家庭照护

（1）激发排尿方法

轻轻敲打下腹部,摩擦大腿内侧,促进排尿功能恢复。

（2）热敷膀胱区

用热毛巾或热水袋敷下腹部,水温不能过高,40～60摄氏度,以防烫伤。也可用手按摩小腹部帮助排尿。

（3）诱导排尿方法

听流水声,打开水龙头让老年人听流水声。若无自来水设施,可采用2个脸盆来回倒水的声音,诱导老年人排尿。

（4）注意排尿环境

老年人在排尿时,尽可能让无关人员避开,夜间要在床边放置便器,以减少心理顾虑。

（5）导尿

必要时导尿,请医护人员按导尿术进行导尿。

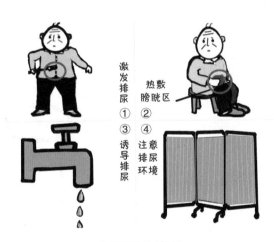

激发排尿 ① 热敷膀胱区 ②
诱导排尿 ③ 注意排尿环境 ④

尿潴留的护理

10. 动动手指来保健——手指操

手指操也属于健美操,主要针对人们日常中的具体问题与具体对象而设计。中医学从多年的研究中发现,手指对于人的健康起到了十分重要的作用,手指操具有消除疲劳、减轻精神负担、缓解紧张情绪的神奇功能。

每个人的 10 个手指都对应着身体的某个部分,并起到调节和梳理的作用。

如果您的脸上气色暗淡,多是熬夜或精神压力导致,这也会耗伤肾气,肾虚脸上气色就黯淡无光。也许手指操可以帮您改善这一症状。

准备事项:40 摄氏度左右温水泡手,可以加点姜片或艾草叶,一边泡一边按揉手掌的整个区域,舒活手掌气血和经络,提升反射敏感度。

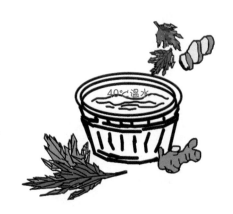

温水泡手

按摩手法:配合腹式呼吸,吸气时最大限度地向外扩张腹部,胸部保持不动。呼气时最大限度地向内收缩腹部,胸部保持不动。找准穴位,吸气时小腹轻微向外鼓胀,同时稍用力按揉,呼气时小腹内收,同时增加力量垂直按压。每个穴位 20 次左右呼吸。

①太渊穴:大拇指掌根下面的凹陷处。

②神门穴:小拇指掌根下面的凹陷处。

③肾区:生命线下部。

④肾虚区:小指第一指节两侧。

⑤面区：中指中间的骨节面。

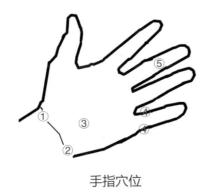

手指穴位

中医认为，我们的身体分布着20条经络和数百个穴位，而10个手指就有很多穴位，尤其是小拇指。经常按摩可以起到神奇的治病保健功效。

第一，按摩小拇指可以强肾，左小指通膀胱、肺、胃和肾脏，右小指通肾脏和二阴，因此，经常按摩小拇指有强身补肾的效果。平时可以用指腹轻轻按摩小拇指，从指尖到指跟。每次按摩10分钟左右，可以有效地改善肾虚和肾亏的症状。

第二，按摩小拇指可以防治心脏病。如果经常按摩小拇指，可以帮助调理心脏功能，让心情时刻保持愉悦，这对防治心脏方面的疾病和各种癌症都有一定的效果。

第三，按摩小拇指可以治疗白发。中医认为，肾者，其华在发，所有肾的好坏直接关系到头发的状态。按摩小拇指，随时随地都可以做，这样就能轻轻松松帮助我们改善身体健康了。

52检